傷寒温病

山本巖流漢方による

診療マニュアル

立花秀俊 著

メディカルユーコン

はじめに
～インフルエンザ・感冒症候群はこうして治す～

著者は35歳から漢方を診療に取り入れて，約33年近くになる．小児科が専門なので，やはり風邪症候群が多く，それに対し漢方薬を処方したが，当初その成果は少ないものであった．そのため漢方薬を風邪症候群に使用することを一時やめたこともあった．しかし17年近く前，山本巌流漢方にめぐり逢い，それを契機として大きな変化が起こったのである．

山本巌先生は陽病の風邪には，**ほとんどの患者に小柴胡湯を投与し**，そして表証があれば桂枝湯，葛根湯，麻黄湯などを合方し，それでも解熱しない場合は白虎加人参湯，黄連解毒湯，大承気湯などを追加すると成書に記されている．

著者はこの山本語録をもとに，追試するべくそれに沿って診療を行なってきた．解表薬と小柴胡湯の合方は問題なく運用できた．それでも化熱して，「熱い」という患者が診られるようになり，それに対して白虎加人参湯を合方したが，慣れていないため最初の症例では，半量しか投与できなかった．白虎加人参湯の処方に慣れてきた後に，それでも解熱しなくて，紅潮した患者さんが著者の前にいた．それには黄連解毒湯を追加投与し，やっと解熱するようになった．その後に経験した慢性化した症例ではこれらの処方でも解決しなかった．これら症例は滋陰降火湯，麦門冬湯を用いて軽快させることができた．

このように山本語録をもとに実臨床で追試し試行錯誤する中で，漸く**「脈の浮沈」「自汗の有無」「化熱症状」「便秘の有無」「顔色」**を総合的に把握すれば，高熱疾患でもなんとか再現性をもって対処することができるようになったことから，今回「山本巌流漢方による傷寒・温病診療マニュアル」として上梓することにした．

まず太陽病が残っているのか（脈浮），太陽病の症候はないのか（浮脈がない）がその第一歩である．その後は本書に記載してある指針に沿って処

方すれば，快方に向かうと思われる．多量の頻回投与が大事である．全て
が自験である．**どのようにして解決したら良いのかを失敗例を含めて述べ
てある**ので，小児から成人・高齢者に至るまで殆どのケースに対処出来る
と考えている．

　各漢方薬は外来で服用すれば，**約30分以内に何らかの効果が確認できる**．
「楽になった」「頭痛がとれた」「寒さがとれた」「熱さが和らいだ」などの
反応が診られる．指針通りの処方で効果もなく，化熱症状の悪化が診られ
たときは，処方の追加が必要である．それでも改善がない場合は，誤治で
あり，所見の再確認が必要になる．高熱の場合は翌日の再診が必要である．
それくらい変化があるからである．

　このマニュアルが完成するまでには，多くの患者さん，そして著者の妻
に多くの示唆を頂いた．また，本書の礎となった論文の作成には足立晃子
医師のご協力があった．ここに記して感謝を申し上げる．

2019 年 秋

著者　立花 秀俊

目　次

第Ⅰ部　診療の概要〜山本巖の「新外感病論」に学ぶ〜……1

- ○『温病論』と『傷寒論』は外感病の車の両輪だ！……2
- ○傷寒と温疫とを区別することは意味がない！……3
  - **Basic knowledge**
    「傷寒病」と「温病」の推移と虚実・寒熱……5
- ○山本巖の新外感病論とは？……6
- ○近年の外感病は短期間で化熱するケースが多い！……7
- ○最初から小柴胡湯を使え！……7
- ○温病とは短時間で化熱して熱証になった傷寒病だ！……8
- ○漢方薬の多剤合方療法・増量頻回投与は必須だ！……8
- **傷寒・温病に対する漢方診療指針**……11〜20
  - ❶おさえておきたい外感病の虚実の捉え方……11
  - ❷診察所見のここが Point！……12
  - ❸「太陽病の症候がある陽病」の処方……13/16
  - ❹「太陽病の症候がない陽病」の処方……13/18
  - ❺多剤合方療法は必須……13
  - ❻漢方薬増量頻回投与は必須……13
  - ❼「陰病」の処方……15/20
  - ❽「胃腸型のカゼ（急性胃腸炎）」の処方……15/20
- **使用する医療用漢方エキス製剤**……21〜24

(3)

第Ⅱ部　症例解説……25

A　太陽病の症候がある陽病の場合……26

1

自汗があって脈が浮であれば
桂枝二越婢一湯（桂枝湯+越婢加朮湯）+ **小柴胡湯**……27
症例1～5

自汗があって脈が浮であれば
桂枝二越婢一湯（桂枝湯+越婢加朮湯）+ **小柴胡湯**
さらに顔面・口唇の紅潮や熱感などの化熱症状があれば
白虎加人参湯を追加せよ……30
症例6～9

自汗があって脈が浮であれば
桂枝二越婢一湯（桂枝湯+越婢加朮湯）
さらに咳嗽や喘鳴などを伴えば
麻杏甘石湯を追加せよ……33
症例10

2

自汗なく脈はやや浮, 熱感なく高熱でなければ
葛根湯 + 小柴胡湯……34
症例11～13

自汗なく脈が浮, 熱感, 咽頭痛, 中耳炎等あれば
葛根湯 + 小柴胡湯加桔梗石膏……36
症例14～15

自汗なく脈が浮, 熱感, 咽頭痛, 中耳炎等あれば
葛根湯 + 小柴胡湯加桔梗石膏
さらに顔面・口唇の明らかな紅潮や熱感があれば
白虎加人参湯を追加せよ……38
症例16～19

2

自汗なく脈が浮, 熱感, 咽頭痛, 中耳炎等あれば
葛根湯 + 小柴胡湯加桔梗石膏
さらに顔面・口唇の明らかな紅潮や熱感があれば
白虎加人参湯を追加せよ
さらに便秘を認めれば
調胃承気湯を追加せよ……41
症例 20

3

自汗なく脈が浮, 高熱, 悪寒・四肢痛があれば
麻黄湯 + 小柴胡湯……43
症例 21 ～ 28

自汗なく脈が浮, 高熱, 四肢痛があれば
麻黄湯 + 小柴胡湯
さらに顔面・口唇の明らかな紅潮や熱感があれば
白虎加人参湯を追加せよ……47
症例 29

自汗なく脈が浮, 高熱, 四肢痛, 咽頭痛があれば
麻黄湯 + 小柴胡湯加桔梗石膏
さらに顔面・口唇の明らかな紅潮や熱感があれば
白虎加人参湯を追加せよ……48
症例 30

4

自汗なく脈が浮, 高熱, 四肢痛, 煩躁があれば
大青竜湯(麻黄湯+越婢加朮湯)**+ 小柴胡湯**……49
症例 31 ～ 32

自汗なく脈が浮, 高熱, 四肢痛, 煩躁があれば
大青竜湯(麻黄湯+越婢加朮湯)**+ 小柴胡湯**
さらに上記処方で発汗しても強い紅潮・熱感があれば
白虎加人参湯を追加せよ……51
症例 33 ～ 34

(5)

4 自汗なく脈が浮, 高熱, 四肢痛, 煩躁があれば
大青竜湯(麻黄湯+越婢加朮湯) + 小柴胡湯
さらに白虎加人参湯を合方しても熱感がとれなければ
黄連解毒湯を追加せよ……53
症例 35

B 太陽病の症候がない陽病の場合 ……55

脈は中間位, 顔色良好ならば
小柴胡湯……56
症例 36 ～ 38

脈は中間位, 顔色良好, 喘鳴や咳込みがあれば
小柴胡湯 + 麻杏甘石湯……58
症例 39 ～ 41

脈は中間位, 顔色良好, 喘鳴や咳込みがあれば
小柴胡湯 + 麻杏甘石湯
さらに顔面・口唇の紅潮や熱感があれば
白虎加人参湯を追加せよ……59
症例 42

1 脈は中間位, 熱感があれば
小柴胡湯 + 白虎加人参湯……60
症例 43 ～ 47

脈は中間位, 熱感があれば
小柴胡湯 + 白虎加人参湯
さらにそれでも熱感がとれなければ
黄連解毒湯を追加せよ……63
症例 48 ～ 49

脈は中間位, 口唇・舌が紅潮し乾燥がなければ
小柴胡湯 + 黄連解毒湯……65
症例 50 ～ 51

(6)

脈は中間位，痰の絡んだ咳込み・喘鳴があれば
柴陥湯……66
症例 52 ～ 54

柴陥湯で咳または熱が改善せず顔の紅潮がなければ
柴陥湯＋麻杏甘石湯……67
症例 55 ～ 56

1

柴陥湯で咳または熱が改善せず顔の紅潮がなければ
柴陥湯＋麻杏甘石湯
さらにそれでも咳あるいは熱が改善しなければ
麦門冬湯を追加せよ……68
症例 57 ～ 59

脈は中間位，顔の紅潮がなく
肺炎・リンパ節炎等発熱が持続するならば
小柴胡湯＋竹葉石膏湯（白虎加人参湯+麦門冬湯）……70
症例 60 ～ 61

顔の紅潮など化熱症状が顕著で高熱が持続するならば
白虎加人参湯＋黄連解毒湯……73
症例 62～63

2

顔の紅潮など化熱症状が顕著で高熱が持続するならば
白虎加人参湯＋黄連解毒湯
さらに便秘を認めれば
調胃承気湯を追加せよ……74
症例 64 ～ 65

3

白虎加人参湯や麦門冬湯で効果がなく
顔の紅潮や口渇があり発熱が持続するならば
滋陰降火湯（＋麦門冬湯）……75
症例 66 ～ 68

(7)

C 陰病の場合 ……81

脈は沈弱,元気がなければ
真武湯……82
症例 69 ～ 70

1 脈は沈弱,元気がなければ
真武湯
真武湯だけであまり効果がなければ
桂枝人参湯を追加せよ……84
症例 71

2 脈は沈弱,元気が出ないというより,とにかく寒がれば
麻黄附子細辛湯……85
症例 72

D 胃腸型のカゼ(急性胃腸炎)の場合 ……86

1 腹痛,下痢,嘔吐があれば
黄芩湯……87
症例 73 ～ 74

本文挿入 Column 等一覧

- SARS は温病か傷寒か?……9
- 外感病に対する著者の漢方診療フロー……14
- 温病分類からみた漢方単独治療の適用……15
- 外感病では「脈の浮沈」がとても大事……17
- 「自汗の有無」はどのように診る?……17
- 桂枝湯類の中で「桂枝二越婢一湯」のみを選択した理由は?……17

- 少陽病に白虎加人参湯はこう使う……19
- 白虎加人参湯か黄連解毒湯か……19
- 少陽病期を過ぎて陽明病期が主体になれば小柴胡湯を外す……19
- 化熱病態に滋陰降火湯・麦門冬湯が役に立つ……19
- 桂皮含有エキス剤に「桂皮末」を足す意義……29
- オセルタミビル服用後2時間で急死した症例……32
- *Advice on one point* 漢方薬を注腸する手順……33
- かぜ治療の基本は「保温」と「がまん」……35
- 1918年スペイン風邪パンデミックの真の原因……35
- 「葛根湯+小柴胡湯」と「葛根湯+小柴胡湯加桔梗石膏」……37
- アメリカで2歳未満に風邪薬の中止勧告 ……42
- 外感病における漢方薬の頻回服用……50
- 温病とは短時間で化熱して熱証になった傷寒病である……54
- 小児科の神様と言われた医師……57
- 子供のカゼには小柴胡湯……62
- 無菌性髄膜炎に柴苓湯……72
- 感染すると発熱し細菌などから身を守る体の仕組み……78
- 小児上気道炎および関連疾患に対する
  抗菌薬使用ガイドライン……79
- 急性中耳炎……80
- 急性中耳炎の治療基準(ガイドライン)……80
- オセルタミビルの副作用……81
- 裏寒を考える症例……83
- 冷中症……85
- ノロウイルス集団感染に黄芩湯……86

(9)

処方索引……88

病名・症候索引……92

引用参考文献……95

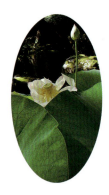

山本巌流漢方による
傷寒・温病診療マニュアル
第Ⅰ部
診療の概要
〜山本巌の「新外感病論」に学ぶ〜

- ●『温病論』と『傷寒論』は外感病の車の両輪だ！……2
- ●傷寒と温疫とを区別することは意味がない！……3
  - **Basic knowledge** 「傷寒病」と「温病」の推移と虚実・寒熱……5
- ●山本巌の新外感病論とは？……6
- ●近年の外感病は短期間で化熱するケースが多い！……7
- ●最初から小柴胡湯を使え！……7
- ●温病とは短時間で化熱して熱証になった傷寒病だ！……8
- ●漢方薬の多剤合方療法・増量頻回投与は必須だ！……8

傷寒・温病に対する漢方診療指針 ……11〜20

❶おさえておきたい外感病の虚実の捉え方　❷診察所見のここがPoint！　❸「太陽病の症候がある陽病」の処方　❹「太陽病の症候がない陽病」の処方　❺多剤合方療法は必須　❻漢方薬増量頻回投与は必須　❼「陰病」の処方　❽「胃腸型のカゼ（急性胃腸炎）」の処方

使用する医療用漢方エキス製剤 ……21〜24

第Ⅰ部　診療の概要

●『温病論』と『傷寒論』は外感病の車の両輪だ！

　山本巌は外感病について次のように述べている．「外感病の弁証論治といえば，わが国では『傷寒論』一点張りである．中国では後漢に張仲景により『傷寒論』が編纂され，外感病の治療が大いに進歩した，と思われる．しかし，外感病にはなお傷寒と異なったタイプのものがあり，『温病論』ができたのである．

　『温病論』は，傷寒理論が発展して出来たものである．そして『温病論』が『傷寒論』よりすぐれている，という者もあるが，私はそうは考えていない．温病学説は，古く『素問』の時代より熱病，温病という名称があり，それ以後長い間に，医者と患者が伝染病と闘争した経験の中から次第に発展して，19世紀に入り，葉天士，呉鞠通により，ほとんど温病理論が出来上がってきたのである．

　そして外感病は『傷寒論』だけでは不十分であるし，『温病論』でもそのすべてを掩うことは出来ない．傷寒の陽明病，少陽病と温病の気分病のところは共通する病態であるが，その最も大きな違いは『傷寒論』は営分病，血分病にあたる病態の弁証論治がほとんどなく『温病論』には『傷寒論』の陰病，即ち太陰病，少陰病，厥陰病に相当する病態の弁証論が少ない．

　したがってこの両者は外感病の車の両輪といえる．また逆に言えば，いずれも盾の片面（一面）しかみていない．呉鞠通の『温病条弁』にはいろいろと『傷寒論』の病態や，処方も多く記載されている．また『傷寒論』の中にも，温病の記載がみられる．

　しかし，現在中医学でまとめられた温病学には，キレイに整理され，『傷寒論』と区別されている．現在の中医学では外感病の弁証論治は，衛気営血の弁証（温病の弁証）を主とし，六経弁証（傷寒の弁証）を除いてある書も多く，従って傷寒のほうは従である．

　日本においては，主として東洞以来の傷寒論学者は，病人治療の実際というより，学問的純粋を求めて『傷寒論』中の温病の条文を除こうとした

2

~山本巌の「新外感病論」に学ぶ～

ものと思われる．現在の漢方家のほとんどは，傷寒や温病の治療を（まあ
感冒等の軽症な疾病以外は）やっていない．抗生物質出現以来は，そのほ
とんどを西洋医学の手に委ねている．『傷寒論』だけでは，外感病の総てを
治療することはできない」[1]．

●傷寒と温疫とを区別することは意味がない！

　星野惠津夫の論文の中で「……奥田先生は，傷寒と温疫の両者を区別す
ることは意味がない，と考えられたのである．……『傷寒論』には種々の
感染症に罹患した患者の身体に現れる様々な病態に対する治療指針が明確
に記されており，『傷寒論』所載の薬方でかなりの患者をカバーできるため，
感染症だからといって新たな処方を導入する必要があるとは言えないので
ある．実際『温疫論』では，『邪の着くところ，天受あり，伝染あり，感ず
るところ異なるといえども，その病はすなわち一なり』とあり，原因が何
であっても病気（従って治療法も）は同一であるとしている．実際，古方
の処方は多くのウイルス感染症やある種の細菌感染症に対してしばしば現
代医薬以上の効果を発揮するし，また後述するように，温疫病の特徴を備
えた症例に対しても，適切な処方を『傷寒論』中に見出すことは十分に可
能である．奥田先生は『温疫論講義』の中で，『達原飲は傷寒論の小柴胡湯
とその地位はほとんど同様である．故に必ずしも達原飲に限らずして，小
柴胡湯にても十分である』と述べられている……」とある[2]．つまり，温病
の特徴を備えた症例にも『傷寒論』で十分対応できるということである．
　山本巌はまた「外感病の転変」について次のように述べている．
　「発病初期は，温病も悪風（悪寒）期があり，口渇が出て，悪寒がなくなら
ねば傷寒との区別がつかない．従って，この時期では，傷寒と温病とを区別
しなくてもよいのではなかろうか．全く熱感がなく悪寒ばかりの者から，
ほとんど悪寒がなく熱感ばかりの者まで色々の段階があり，連続的に移行
している．
　従って，初期にはその両極端に近い者以外は区別がつきにくく，しかも

第Ⅰ部　診療の概要

この時期に解表法を行うと，そのまま1〜2日で治る外感病の軽症の者が非常に多いのである．感冒や軽症の流感などは，それで初期の治療でほとんど治し得るものである」[1]．

また山本巌らの対談集『漢方処方の臨床応用3』[3]に次の記載がある．

「……私が学生の頃寮でチフスが集団発生した．……今おっしゃったように一つの起炎菌で始まった疾病でも寒証として始まるものもあるし，熱証として始まるものもあるわけです．ところが寒証の期間はああいう病気ですから短くて，すぐ化熱しますね．そのうえ，いずれも無汗・脈は浮で濡ですから，悪寒はあっても麻黄湯を使うような状態ではないんですね．全体の経過からみると，やはり湿温で熱証に属します．……

ウイルス性の疾患は温病的なものも多いんですが，悪寒が強いのもありますし，細菌性の疾患でも一概にいえないですね．腸チフスでも内因と外因との関係で，外因は内因を通して発病させますから，あらわれる症候がいろいろ違うと思います．それに温度が高いとか低いとか外部環境の条件も加わりますからね．……熱の出方が非常にゆっくり少しずつ上がっていくときに，悪寒を自覚しない場合があるということですね」．

傷寒病は寒邪に傷られて傷寒として悪寒などで発生するが，温病は発熱しても悪寒しなくて，初めから炎症を主体にして経過が早く熱証を顕著に呈することが多いとされている．しかし温病も発病初期は悪風（悪寒）期があり，口渇が出て，悪寒がなくならねば傷寒との区別がつかないという．チフスの集団発生の20数名の事例から，同じ外部環境で，しかも同じ食事（つまり同じ外因）でも寒証として始まる場合もあるし，熱証として始まる場合もあり，さらに寒証の期間は短くて，すぐ化熱するという．さらに体温がゆっくり上昇する場合は悪寒を自覚しない場合があるという．

これらを総合的に考えると「**温病とは，寒邪に傷られて傷寒として発症するが，極初期の悪寒が時には自覚できずに，直ちに化熱して熱証になった傷寒病である**」と言えるのではないだろうか．

~山本巌の「新外感病論」に学ぶ~

Basic knowledge 「傷寒病」と「温病」の推移と虚実・寒熱[4]

傷寒病の推移　　　　　　　温病の推移

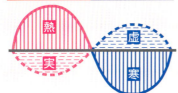
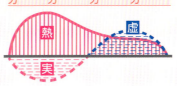

【傷寒病】……正気は 実 ➡ 虚 へ，病態は 熱 ➡ 寒 へ推移する

陽病
- **太陽病**：熱病の初期段階．病邪がまだ表にあり，浮脈，頭痛，項痛，悪寒，発熱などが診られる病期で，さらに筋肉痛，関節痛を伴うこともある．
- **少陽病**：病邪が半表半裏，すなわち横隔膜附近にある状態で，往来寒熱，口苦，咽の乾燥感，悪心嘔吐，めまい，食欲不振，胸脇苦満などが診られる．
- **陽明病**：病邪が裏に入り，邪正闘争が激しい熱病の極期で，高熱，口渇，発汗，悪熱とともに，便秘や腹満などが診られる．

陰病
- **太陰病**：腹満，嘔吐，下痢，腹痛などの裏寒症状が診られる．
- **少陰病**：脈が微細で元気がなく，手足が冷え，気力の衰えから横になっていることが多い全身の虚寒状態．
- **厥陰病**：胸中が耐えがたく苦しい，食欲不振で無理に食べると嘔吐する，ショック，虚脱の急性循環不全状態を呈する．

【温病】……正気は 実 ➡ 虚 へ，病態は終始 熱 で推移する

衛分証：熱病の初期段階．発熱，微悪寒，軽度の口渇，咳嗽，浮脈などの表証が診られる．

気分証：熱病の第2段階で高熱，悪寒がない，発汗，口渇，紅舌・黄苔，数脈などが診られる．高熱のため容易に傷津する．

営分証：深絳舌，発熱は夜間に比較的高い，紅斑や発疹が現れるが不明瞭，中枢神経症状や精神症状が現れることもある．

血分証：熱病の極期や後期の段階でよく診られ，出血症状と意識障害，深絳舌などが診られる．

第Ⅰ部　診療の概要

●山本巌の新外感病論とは？

　山本巌は次のように述べている．「外感病の治療をやらねばならなかった昔の医者は実用のため，『傷寒論』の中にも温病の証を入れ，治療及び傷寒との鑑別を記入していたのではなかろうか．現在の中医学のように，この両者を別々にやるのもよいが，私は両者を一括して，新しい外感病論を作っている．……外感病の弁証論治も色々な観点から分類され得るものである．……今までの外感病の弁証論治には，『温病論』『傷寒論』も共に内因（体質）からみた分類を行っていない．私は，患者の体質を主（軸）とし，外因によりどう変化するかを副（輻）として外感病をみる」[1]．そして（表1）のように分類している．

　外感病を体質と外因の両方から捉えた見事な分類である．

（表1）山本巌による外感病と体質分類

陰虚血虚	外感病の初起から悪風悪寒が少なく，熱感が強く，主に温病の経過をとる．
陽虚気虚	共に外感，ことに寒邪に弱く，少しの寒冷の刺激ですぐに発病する．気虚の者は，自汗が出やすく，太陽の中風として発病する傾向がある．陽虚の者は，ことに寒邪に弱く，寒冷の刺激で発病するときは，悪寒ばかりで熱感がなく，傷寒の陰病（例えば直中の少陰）として発病する．
陰実陽実	陰実の者は寒邪で発病し，悪寒強く，太陽病の傷寒として発病，陽実の者は温邪で発病し，衛分から発病するもおさまらず速やかに気分に入り，高熱を発する．

6

~山本巌の「新外感病論」に学ぶ~

しかし，外感病の実臨床において患者を目の前にすると陰虚，血虚，気虚を診断するのは大変困難である．著者は**外感病治療においては目の前の患者が呈するその時点での「脈の浮沈」「自汗の有無」「化熱症状」「便秘の有無」「顔色」が診察所見の全てである**と考えている．

●近年の外感病は短期間で化熱するケースが多い！

2009 年の新型インフルエンザは病初期には寒気があっても，半日以内に化熱し，熱感を訴えることが多く，病初期から少陽病まで病期が進んでいた症例を多数経験した．

21 世紀に入って，小児の脆弱性が目立ってきている．成熟新生児が母乳を開始しているにも関わらず生後 2, 3 日目に低血糖を起こして，重度の脳障害を起こした症例が発表されたり，また種々の急性発熱性疾患において，低 Na 血症は日常的にみられる電解質異常である．

さらには感冒症状が出てから 24 時間以内に，微熱なのにウイルス性肺炎を来し，血中酸素飽和度が低下している症例もしばしば診られる．

つまり近年の外感病では発病後 1 日以内に少陽病に及んでいることが日常的になっている．このように以前は見られなかった変化が小児においては最近目立つようになってきている．漢方薬もそれに合わせて 2000 年前の条文通りではない新しい使用方法が必要である．

煎薬は急性疾患や流行時には実用的でなく，現在使用できる健康保険適用の漢方エキス製剤を十分に利用することで対処できるようにすることが求められる．

●最初から小柴胡湯を使え！

山本巌の外感病論の真髄❶は，「葛根湯を使う時期を過ぎてから小柴胡湯を使うのだという最初の成り立ちがあったにしても，昔と今と違いますから，特に最近は胃の悪い人が多いということになれば，最初の段階から

7

第Ⅰ部　診療の概要

葛根湯を使う症例にも，麻黄湯を使う症例にも，小柴胡湯を合方して使ったらいいんじゃないかと」，「われわれの一般診療所では，小柴胡湯がむちゃくちゃに出る．炎症性疾患で来た患者には全部出してもいいくらい使われるんです」である[5]．

　山本巌の外感病論の真髄❷は，小柴胡湯についての次の記述である．「柴胡・黄芩は消炎解熱に，半夏は鎮嘔制吐，鎮咳去痰作用を持ち，半夏・生姜・人参・甘草・大棗は健胃剤である．……胃腸障害を起こさない消炎解熱剤であるから，発熱を主症状とするカゼの base の処方として用いられる」として表証があるときは桂枝湯，葛根湯，麻黄湯，あるいは銀翹散，葛根湯加桔梗石膏を併用し，さらに高熱や炎症が強い場合は白虎加人参湯，黄連解毒湯，大承気湯，小陥胸湯，涼膈散などを合方することもあるとしている[6]．

●温病とは短時間で化熱して熱証になった傷寒病だ！

　山本巌の提唱した「新外感病論」は『傷寒論』と『温病論』を統合した外感病に対する臨床理論であるが，著者はこの新外感病論を発展させ，小柴胡湯を中心に，『傷寒論』の漢方エキス製剤を主体として外感病の治療を行い優れた効果を挙げることができた．それら臨床結果を通して「**温病とは，寒邪に傷られて傷寒として発症するが，極初期の悪寒が時には自覚できずに，直ちに化熱して熱証になった傷寒病である**」と著者は結論するに至った．

　つまり**傷寒病と温病とは区別することなく，その病因を問うことなく，まさに目の前の現在の患者の病態に注目すれば良い**と思われる．そして山本巌の提唱した「新外感病論」と表現することが最善と考える．

●漢方薬の多剤合方療法・増量頻回投与は必須だ！

　星野惠津夫は前述の論文[2]の中の「SARS の傷寒論的治療指針」においてSARS の治療指針について『傷寒論』に基づき選択すべき薬方を考察し以下

8

~山本巌の「新外感病論」に学ぶ~

Column ❶ SARS は温病か傷寒か？

「国家中医薬管理局が公布した中医学による SARS 治療方案では，温病として対応されている．しかし少数ではあるが，『肺 SARS は傷寒である』と考えた中医師もいた．例えば北京厚朴中医学研究所の所長，徐文兵氏は『肺 SARS は傷寒である』と断言している（2003.5.2）．また趙陽氏も，『SARS は温病ではなく傷寒である』という論文（中国中医薬報，2003.7.23）で述べている」[2]．

このように中医学においても意見が分かれている．しかし香港の1425 症例の解析でも悪寒が 65% にみられて，明らかに傷寒で始まっている．傷寒で発病しても，後に温病の症状が出たら，温病論においては「温病」と診断するしかないのである．SARS の初発症状に悪寒の存在があるにも関わらず，国家中医薬管理局が温病と断定したことは**「温病は寒邪に傷られて傷寒として発症するが，直ちに化熱して熱証になった傷寒病である」**という著者の考えを逆に支持するものである．

の単方処方を挙げている．発病初期（発病後 1 ～ 3 ～ 7 日間）には，太陽病期に留まるとすれば麻黄湯，大青竜湯を考え，太陽病期のみに留まらず少陽病位あるいは陽明病位に及ぶとすれば白虎湯を選択すべきと述べている．咳嗽・呼吸困難期(4 ～ 10 ～ 14 日間)では主として少陽病位，場合により陽明病位を考慮して麻杏甘石湯，竹葉石膏湯，梔子豉湯，大陥胸湯，柴陥湯，大柴胡湯などを選択している．

これに対し著者は外感病の様々な病態に対し，**小柴胡湯**を中心に**解表薬**，**白虎加人参湯**，**麦門冬湯**，**黄連解毒湯**，**調胃承気湯**，**滋陰降火湯**などを病態に合わせて合方すればエキス剤だけでも何とか解熱させることができ，優れた効果が得られた．自分自身の臨床経験を通じて，1 剤でも不足すれば解熱せず，反って熱感を持つこともあり，単方処方よりも合方処方の方がすっきりと速やかに改善すると考えている．即ち**外感病に対して多剤合**

9

第Ⅰ部　診療の概要

方療法は必須であると結論している.

　また板澤正明は「柴葛解肌湯について―三陽の併病の合法的治療」という論文の中で「……藤平先生の併病論の立場から柴葛解肌湯の運用を論じたものとして，木下恒雄先生の論文がある.『太陽病と裏的少陽証の併病においては太陽病と陽明病の併病の治療原則に倣い先表後裏にて対処すべきであるが，浅田家の柴葛解肌湯では，合方的薬方の本方で例外的に表裏双解的効果を狙って運用するものであると認識すべきであると思われる』というのがその結論である.　合方で表裏双解的効果を狙っているという認識はまったく正しい」と記載している[7].

　銀翹散は**葛根湯＋小柴胡湯加桔梗石膏**で代用できるし，また**柴葛解肌湯**は葛根湯＋小柴胡湯加桔梗石膏‐人参・大棗・甘草・桔梗で**銀翹散**の代用にもなる.　確かに**葛根湯＋小柴胡湯加桔梗石膏**は即効がみられるので，**銀翹散**も**柴葛解肌湯**もその病態は**葛根湯＋小柴胡湯加桔梗石膏**の病態と一致し，この合方が最も本質的な処方と考えている.　そして**柴葛解肌湯は太陽・少陽の二陽の併病**であると著者は考える.

　外感病治療を通じて，太陽・少陽の二陽の併病が発病初期から存在していたり，あるいは病態の多くが太陽・少陽の二陽の併病，少陽・陽明の二陽の併病である臨床的事実を著者は多く経験した.　**即ち外感病治療に対して合方処方は「例外的に表裏双解的効果を狙って運用するもの」ではなく，日常的に「表裏双解的効果を狙って運用する」ことが必要なのである.** 別の言い方をすれば，外感病治療において太陽・少陽・陽明・太陰・少陰・厥陰の傷寒六病位は，5頁に示したように理論的には分類区分されるが，実臨床では各病位を切れ目なく推移するという認識をもつことが重要なのである.

　さらに**増量頻回投与（１回２～３倍量を最初の４回までは２～３時間毎），１日量として約５倍量が必要であり，多量の解表剤を使用しても，発汗過多もなく，特別の副反応も経験していない.**

　具体的な症例とその解説は病態別に整理して**第Ⅱ部 症例解説（25頁～）**で紹介する.

～山本巌の「新外感病論」に学ぶ～

傷寒・温病に対する漢方診療指針

❶ おさえておきたい外感病の虚実の捉え方

外感病は病を「正気」と「病邪」の抗争として捉える．そして以下のように4分類されているが，臨床の場では❷❸がほとんどである．

❶正気の実 VS 病邪の虚
❷正気の実 VS 病邪の実（太陽病・陽明病・少陽病の三陽病に分類する）
❸正気の虚 VS 病邪の実（太陰病・少陰病・厥陰病の三陰病に分類する）
❹正気の虚 VS 病邪の虚

※陽病も正気が失墜すると陰病になる
※治療により陰病から陽病に変遷することもある

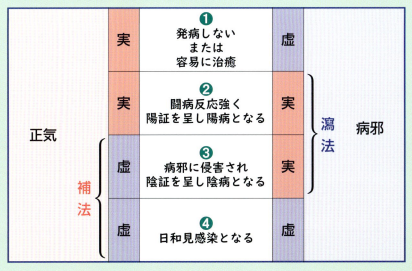

第Ⅰ部　診療の概要

❷ 診察所見のここが Point！

外感病の診療は次の 5 項目で決定せよ

❶ 全身倦怠感の有無

❷ 顔色：熱感・悪寒の有無

❸ 脈の浮沈

❹ 自汗の有無

❺ 便秘の有無

そして診察所見から次のように大きく病位を鑑別せよ

脈が浮	➡	太陽病
脈が中間位で顔色良好	➡	少陽病・陽明病
脈が沈で顔色不良 全身倦怠感	➡	三陰病

　実際の臨床では，**症例 71（84 頁）**，**症例 72（85 頁）**のように，治療により 1～2 時間で陰病から陽病に変遷することもあるので，上記 5 項目を患者の訴えに沿って観察し，処方を変更しなければならない．

　その時点での所見が全てである．外感病の診療では日頃の正気は決定的な判断材料にはならない．

~山本巌の「新外感病論」に学ぶ~

❸「太陽病の症候がある陽病」の処方

自汗があれば**桂枝二越婢一湯**(**桂枝湯**2包＋**越婢加朮湯**1.5包/日)
自汗がなければ**葛根湯**,**麻黄湯**,**大青竜湯**(**麻黄湯**2包＋**越婢加朮湯**3包/日)
以上から選択,それに**小柴胡湯**をほぼ常に合方する.
具体的な処方のバリエーションは

❹「太陽病の症候がない陽病」の処方

小柴胡湯を主体にする
具体的な処方のバリエーションは

そして❸,❹ともに症状に合わせてさらに**麻杏甘石湯**,**白虎加人参湯**,**黄連解毒湯**,**調胃承気湯**,**滋陰降火湯**,**麦門冬湯**などの合方を考慮する.
この❸,❹のような考え方で特に抗生剤の効果が期待できないウイルス性感染症において,漢方エキス製剤だけでも早期に解熱させることができる.

❺ 多剤合方療法は必須

1剤でも不足すれば解熱せず,反って熱感をもつこともあり多剤合方療法は必須である.単方処方よりも合方処方の方がすっきりと早く改善することは経験から明らかである.

❻ 漢方薬増量頻回投与は必須

1回2～3倍量を最初の4回までは2～3時間毎に投与し,1日量として約5倍量は必要である.著者はこれまで季節性インフルエンザや新型インフルエンザに対して1日5回程度服用する必要があることを報告した[8),9)].多量の解表剤を使用しても発汗過多もなく特別の副反応も診られなかった.

13

第Ⅰ部　診療の概要

外感病に対する著者の漢方診療フロー

❶ まず一般的な診察を行う.

❷ 脈診で浮沈，背中で自汗の有無を診断.
熱感・悪寒，全身倦怠感，口渇，関節痛，
咽痛，便秘の有無をそれぞれ確認.

❸ インフルエンザの迅速検査を実施.

❹ 随証治療
証（病態）に応じた漢方処方の試飲.

❺ 30分後に迅速検査と試飲の結果を確認.
処方が十分に適合すれば熱は下がらなくても，倦怠感，頭痛，
寒気，熱感などが楽になる.

❻ できる限り一日分を処方し家庭では 2～4 時間毎に就寝まで
服用を指示.
大体の目安：中校生以上は 2 時間毎
　　　　　　3 歳～小学生は 3 時間毎
　　　　　　3 歳未満は 4 時間毎
・診察時の服用～就寝予定時刻までの時間と年齢を考慮し，具体
的に服薬時間を指示することが望ましい.
・就寝までに解表薬で十分に発汗した場合，以後の解表薬は中止.
・翌朝の解表薬は中止.
・翌朝受診できる場合，朝の処方は服用せずに来院を指示.
・来院時の所見で処方を再確認する.

全身倦怠感
処方決定に直結する
ものではないが外感病
でも診察所見の基本で
ある．陰病では多くの
場合に，陽病では大青竜
湯適応患者に診られる
傾向がある．処方の試
飲の効果判定にも役立
つなど一定程度治療の
方向性の指標となる.

~山本巌の「新外感病論」に学ぶ~

❼「陰病」の処方

桂枝人参湯, 人参湯, 真武湯, 麻黄附子細辛湯を病態に合わせて単方または合方処方として用いる．

具体的な処方のバリエーションは

❽「胃腸型のカゼ（急性胃腸炎）」の処方

黄芩湯（+芍薬甘草湯），五苓散を病態に合わせて用いる．

具体的な処方のバリエーションは

温病分類からみた漢方単独治療の適用

　傷寒の太陽病と温病の衛分証は表証に相当し，傷寒の少陽病と陽明病は温病の気分証に共通する．傷寒になくて温病にある営分証・血分証の病態に対しては，現代の日本においては輸液などの現代医学との併用が必ず行われると思われる．輸液により営分証や血分証における傷津はかなり防止できると思われるので，漢方治療の目標は清熱滋潤で，輸液に加えて白虎加人参湯，黄連解毒湯，麦門冬湯，滋陰降火湯などを併用すれば営分証・血分証に対しても十分対処できると考える．別の言い方をすれば，**漢方単独治療の適用は衛分証・気分証の病態に限られる**と考えるべきである．

第Ⅰ部　診療の概要

「太陽病の症候がある陽病」の処方

脈浮 自汗あり	桂枝二越婢一湯 ↓ （桂枝湯2包 + 越婢加朮湯1.5包/日）	
脈浮 自汗なし	葛根湯	+ 小柴胡湯 （加桔梗石膏）
脈浮 自汗なし 高熱・悪寒 四肢痛	麻黄湯	
脈浮 自汗なし 高熱・煩躁 四肢痛	大青竜湯 ↓ （麻黄湯2包 + 越婢加朮湯3包/日） ※この比率での便法が困難なら同比率でもよい	

症状に合わせてさらに下記処方の合方を考慮する

咳嗽や喘鳴がある	麻杏甘石湯
顔面や口唇の紅潮・熱感がある	白虎加人参湯
顔面や口唇に紅潮・熱感あるも乾燥なし	黄連解毒湯
便秘がある	調胃承気湯

16

●ここが Point

外感病では「脈の浮沈」がとても大事

　子供の脈の「浮」は意外と分かりやすい．普段がほぼ「沈」だからである．少しでも「浮」の要素を感じたら「脈浮」である．

　大人は難しい場合もある．浮取，沈取して浮脈か沈脈かを判断する．

「自汗の有無」はどのように診る？

　背中に手を入れて，手掌を2～3秒ぐらいやや強めに当てておく．手掌にジワッと汗を感じたら「自汗」とする．

　麻黄湯証の背中はサラッとしている．

　あるお母さんの言葉

　「この子はいつもは汗かいてるのに，今日は39度もあるのに一つも汗かいとらん」➡これは人が汗腺を閉じて，熱を上げ，強力な外邪に抵抗している状態である．

桂枝湯類の中で「桂枝二越婢一湯」のみを選択した理由は？

　『傷寒論演習』には「桂枝麻黄各半湯証に自汗が多ければ桂枝二麻黄一湯ですし，渇があれば桂枝二越婢一湯です．三方とも顔が赤く，全身に熱感があるのに肩先だけに悪寒があります」とある[10]．

　桂枝湯類の中で桂枝二越婢一湯のみを選択したのは，臨床の場では他の2方との鑑別が難しいからである．

　また桂枝二越婢一湯は麻黄と石膏が含まれ，気管支粘膜の炎症性浮腫を除く作用が強い．

　さらに桂枝二越婢一湯に小柴胡湯を合方することで総合的に他の2方もカバーできると著者は考えている．

第Ⅰ部　診療の概要

「太陽病の症候がない陽病」の処方

少陽病主体	小柴胡湯	……脈中間位・顔色良好	
	小柴胡湯　+	喘鳴 咳込み	麻杏甘石湯
		痰の絡む喘鳴 咳込み	小陥胸湯（＝柴陥湯）
		熱感 顔面紅潮	白虎加人参湯
		顔面紅潮が強い 口唇・舌に乾燥ない 白虎加人参湯が無効	黄連解毒湯
		便秘	調胃承気湯
		顔面紅潮がなく 肺炎・リンパ節炎などで 発熱が持続	竹葉石膏湯 ↓ （白虎加人参湯＋麦門冬湯）
陽明病主体	白虎加人参湯　+	顔面紅潮が強い 強い病原体 白虎加人参湯単独で無効	黄連解毒湯
		便秘	調胃承気湯
	滋陰降火湯 （＋麦門冬湯）	……白虎加人参湯や麦門冬湯で効果なし 顔面紅潮・口渇があり，発熱が持続する	

18

~山本巌の「新外感病論」に学ぶ~

● ここが Point

少陽病に白虎加人参湯はこう使う

少陽病において小柴胡湯証の熱邪がより深部に及んだときには，ひどい口渇がなくても，細胞の脱水を防ぐ意味でも白虎加人参湯を合方するとよい．その使用目標としては，口渇，煩躁がひどくなくても，化熱の症状（顔面紅潮）が明らかな場合には白虎加人参湯の適応となる．

白虎加人参湯か黄連解毒湯か

この鑑別が問題である．黄連解毒湯を選択する目安は次の通り．
❶太陽病期直後で**顔面の紅潮が強い場合**に適応が多い
❷**アデノウイルス**などの強い病原体の場合
❸口唇・舌に紅潮が診られるが，**口唇の乾燥がない**場合
❹**白虎加人参湯の服用で効果が診られない**場合

少陽病期を過ぎて陽明病期が主体になれば小柴胡湯を外す

小柴胡湯中の柴胡・黄芩以外の人参・半夏・生姜・大棗が温性薬であり，また柴胡・黄芩・半夏が燥湿性の薬物であるため，少陽病期を過ぎて陽明病期の症候が主体になると小柴胡湯が治療の妨げとなる．

化熱病態に滋陰降火湯・麦門冬湯が役に立つ

日本人の体質の変化なのか，環境の変化なのか，最近の外感病においては化熱しやすい症例が増加していると思われる．そして化熱した病態においては，白虎加人参湯や黄連解毒湯に加えて麦門冬湯や滋陰降火湯の存在が治療の幅を広げてくれる．

第Ⅰ部　診療の概要

「陰病」の処方

微熱で何となく元気がない 顔色が少し悪い	桂枝人参湯
桂枝人参湯だけでは 20分後元気が出ないとき	桂枝人参湯（人参湯）+ 真武湯 ↓ （茯苓四逆湯の方意がある）
元気が出ないというより とにかく寒い	麻黄附子細辛湯
麻黄附子細辛湯を服用しても 元気が出ないとき	桂枝人参湯 + 麻黄附子細辛湯 ↓ （桂姜棗草黄辛附湯の方意がある）

「胃腸型のカゼ（急性胃腸炎）」の処方

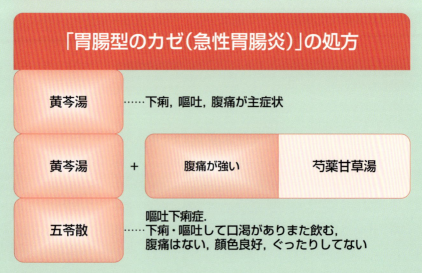

~山本巌の「新外感病論」に学ぶ~

使用する医療用漢方エキス製剤[11), 12)]

桂枝二越婢一湯 ➡（桂枝湯2包 + 越婢加朮湯1.5包/日）

45	桂枝湯	桂皮4　芍薬4　甘草2　生姜1-1.5　大棗4
28	越婢加朮湯	麻黄6　石膏8　甘草2　蒼朮4　生姜0.8-1　大棗3

⬤桂枝湯に滲出性炎症を治める麻黄・石膏が加わり，気管支粘膜の炎症性浮腫を除く作用がある．芍薬の発汗抑制により麻黄・桂枝の発汗解表作用は緩和される．

1	葛根湯	葛根4-8　麻黄3-4　桂皮2-3　生姜1-2　甘草2　芍薬2-3　大棗3-4

⬤麻黄・桂皮・生姜の辛温解表作用は葛根の辛涼解表作用より強く，麻黄湯に次ぐ発汗作用を有する．葛根・芍薬・大棗・甘草は項背部の強ばりを緩める．

27	麻黄湯	麻黄5　桂皮4　甘草1.5　杏仁5

⬤麻黄・桂皮は発汗解表作用が強く鎮痛に働き，麻黄・杏仁・甘草は利水と気管支痙攣の緩和に作用し喘鳴を治める．

大青竜湯 ➡（麻黄湯2包 + 越婢加朮湯3包/日）
※麻黄湯と越婢加朮湯のこの比率での便法が困難な場合は同比率でもよい

27	麻黄湯	麻黄5　桂皮4　甘草1.5　杏仁5
28	越婢加朮湯	麻黄6　石膏8　甘草2　蒼朮4　生姜0.8-1　大棗3

⬤麻黄・桂皮は発汗解表作用が強く鎮痛に働き，石膏は消炎解熱作用が強く鎮静作用があり，麻黄・杏仁とともに消炎利水に作用する．

第Ⅰ部　診療の概要

9　小柴胡湯 （しょうさいことう）	柴胡6-7　黄芩3　人参3　半夏5　甘草2 生姜1-1.3　大棗3

● 柴胡・黄芩は消炎解熱に，半夏は鎮咳制吐に，人参・半夏・生姜・大棗は健胃に作用し，胃腸障害を起こさない消炎解熱剤であり和解法の代表方である．

109　小柴胡湯加桔梗石膏 （しょうさいことうかききょうせっこう）	柴胡7　黄芩3　人参3　半夏5　甘草2　生姜1 大棗3　桔梗3　石膏10

● 胃腸障害を起こさない消炎解熱剤である小柴胡湯に，去痰排膿作用の桔梗と消炎解熱作用の石膏が加味された方剤である．

55　麻杏甘石湯 （まきょうかんせきとう）	麻黄4　杏仁4　甘草2　石膏10

● 麻黄・石膏は消炎利水に作用して滲出性炎症を治め，麻黄・甘草・杏仁は気管支痙攣を緩和し，気道粘膜の浮腫を除く．

34　白虎加人参湯 （びゃっこかにんじんとう）	知母5　石膏15　甘草2　粳米8　人参1.5-3

● 知母・石膏は消炎解熱作用が強く，知母・粳米・人参・甘草は滋潤作用があって脱水を防ぎ健胃作用もある．

15　黄連解毒湯 （おうれんげどくとう）	黄連1.5-2　黄芩3　黄柏1.5-3　山梔子2-3

● 黄連・黄芩・黄柏・山梔子ともに消炎解毒作用があり，全身性感染症の高熱と炎症に適応する．

74　調胃承気湯 （ちょういじょうきとう）	大黄2　甘草1　芒硝0.5

● 大黄は瀉下作用，甘草は大黄の瀉下による痙攣性腹痛を緩和し，芒硝は腸内容物を膨張させ腸管蠕動を促進する．

~山本巌の「新外感病論」に学ぶ~

| 73 | 柴陥湯
（さいかんとう） | 柴胡5-7　半夏5　黄芩3　人参2-3　大棗3
栝楼仁3　黄連1.5　生姜0.8-1　甘草1.5-2 |

🔴 小柴胡湯と小陥胸湯の合方で，小柴胡湯に黄連が加わり消炎解熱作用が強化され，栝楼仁が加わり去痰作用が強化された方剤である．

竹葉石膏湯 ➡ （白虎加人参湯 ＋ 麦門冬湯）

| 34 | 白虎加人参湯
（びゃっこかにんじんとう） | 知母5　石膏15　甘草2　粳米8　人参1.5-3 |
| 29 | 麦門冬湯
（ばくもんどうとう） | 麦門冬10　半夏5　人参2　甘草2　粳米5　大棗3 |

🔵 鎮咳薬の半夏に粘稠痰を溶解する麦門冬・人参・粳米・甘草，それに消炎解熱の竹葉・石膏が加味された方剤であるが，エキス剤による便法では竹葉の代わりに知母が加わる．

| 93 | 滋陰降火湯
（じいんこうかとう） | 当帰2.5　芍薬2.5　地黄2.5　天門冬2.5　麦門冬2.5
蒼朮3　陳皮2.5　黄柏1.5　知母1.5　甘草1.5 |

🔴 当帰・地黄・芍薬は補血滋潤に，天門冬・麦門冬は潤肺に，蒼朮・陳皮は健胃に，黄柏・知母は傷陰による虚熱を冷ます．

| 32 | 人参湯
（にんじんとう） | 人参3　乾姜3　甘草3　白朮3 |

🔵 急性の裏寒に対しては，乾姜・甘草が裏を温め，人参・甘草は腹痛や心下痞を治め，白朮は下痢を止める．

| 82 | 桂枝人参湯
（けいしにんじんとう） | 桂皮4　甘草3　白朮3　人参3　乾姜2 |

🔴 裏寒を温める人参湯に，表寒を温める桂皮が加味された方剤である．下痢・嘔吐・腹痛などの人参湯証に微熱や悪寒などの表証を伴う場合に適応となる．

23

第Ⅰ部　診療の概要

30	真武湯 （しんぶとう）	茯苓4-5　芍薬3　白朮3　生姜0.8-1.5　附子0.5-1

●茯苓・白朮は余剰水分を利水し，附子・生姜で裏を温め新陳代謝を高めて全身機能を賦活し，芍薬は鎮痙鎮痛に作用する．

127	麻黄附子細辛湯 （まおうぶしさいしんとう）	麻黄4　細辛3　附子1

●辛温解表薬の麻黄・細辛で軽く発汗させ少陰病の表寒証を解き，附子で体を温め全身の新陳代謝を活性化する．

35	黄芩湯 （おうごんとう）	黄芩4　芍薬3　甘草3　大棗4

●黄芩は抗菌作用があり消化管炎による下痢を消炎止瀉し，芍薬・甘草・大棗は鎮痙鎮痛作用により腹痛を治める．

68	芍薬甘草湯 （しゃくやくかんぞうとう）	芍薬5-6　甘草5-6

●芍薬・甘草ともに骨格筋・平滑筋の異常緊張を緩解する作用があり，鎮痙鎮痛効果を目的に他方と併用または頓服使用することが多い．

17	五苓散 （ごれいさん）	猪苓3-4.5　沢瀉4-6　白朮3-4.5　茯苓3-4.5 桂皮1.5-3

●白朮・茯苓・猪苓・沢瀉は体内組織や消化管内に遍在する水分を血中に吸収し利水し，桂皮は血流を促進しその利水作用を促進する．

山本巌流漢方による
傷寒・温病診療マニュアル
第Ⅱ部
症例解説

- **A** 太陽病の症候がある陽病の場合……26
- **B** 太陽病の症候がない陽病の場合……55
- **C** 陰病の場合……81
- **D** 胃腸型のカゼ（急性胃腸炎）の場合……86

第Ⅱ部　症例解説

Ａ 太陽病の症候がある陽病の場合

1

桂枝二越婢一湯※+小柴胡湯……27

桂枝二越婢一湯※+小柴胡湯+白虎加人参湯……30

桂枝二越婢一湯※+麻杏甘石湯……33

※桂枝二越婢一湯
医療用漢方製剤での便法 ➡ 桂枝湯２包＋越婢加朮湯1.5包/日

2

葛根湯+小柴胡湯……34

葛根湯+小柴胡湯加桔梗石膏……36

葛根湯+小柴胡湯加桔梗石膏+白虎加人参湯……38

葛根湯+小柴胡湯加桔梗石膏+白虎加人参湯+調胃承気湯……41

3

麻黄湯+小柴胡湯……43

麻黄湯+小柴胡湯+白虎加人参湯……47

麻黄湯+小柴胡湯加桔梗石膏+白虎加人参湯……48

4

大青竜湯※+小柴胡湯……49

大青竜湯※+小柴胡湯+白虎加人参湯……51

大青竜湯※+小柴胡湯+黄連解毒湯……53

※大青竜湯
医療用漢方製剤での便法 ➡ 麻黄湯２包＋越婢加朮湯3包/日
この比率での便法がどうしても困難ならば同じ比率でもよい

26

A 太陽病の症候がある陽病の場合

1 自汗があって脈が浮であれば

桂枝二越婢一湯(桂枝湯2包+越婢加朮湯1.5包/日)+**小柴胡湯**

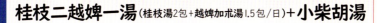

症例 1 3歳女児[13]

6月X日12時から発熱し，12時**39.3度**，咽頭は**ヘルパンギーナ**の所見で，**自汗あり，脈やや浮**．

桂枝二越婢一湯 1/3日量+小柴胡湯 1包を3時間毎に服用し，夜には37.3度，翌朝は36.2度に解熱した．(9時間)

症例 2 6歳男児[13]

5月X日受診，昨日から咳，鼻水が出て，今日からは元気がない．**37.6度の発熱，自汗があり，脈はやや浮**．

18時30分に**桂枝二越婢一湯 1/3日量+小柴胡湯 1包**を服用し，約3分後には元気になった．その後は3時間毎に3回服用し，軽快した．(3分)

症例 1, 2 Comment

山本巌の言葉「葛根湯を使う時期を過ぎてから小柴胡湯を使うのだという最初の成り立ちがあったにしても，昔と今と違いますから，特に最近は胃の悪い人が多いということになれば，最初の段階から葛根湯を使う症例にも，麻黄湯を使う症例にも，小柴胡湯を合方して使ったらいいんじゃないかと」，「われわれの一般診療所では，小柴胡湯がむちゃくちゃ出る．炎症性疾患で来た患者には全部出してもいいくらいつかわれるんです．もちろん単方で用いることは少ないですが．子供のかぜ薬といったら，まず小柴胡湯です．葛根湯や麻黄湯をやるより，まず小柴胡湯です．特に熱が出て『ゲーッ』というときは，みんな小柴胡湯です」[5]，これを参考に**桂枝二越婢一湯合小柴胡湯**を考案した．**柴葛解肌湯**の虚証の方剤として**柴胡桂枝二越婢一湯**と名付けて

第Ⅱ部　症例解説

いる．自験例（日頃から自汗傾向）からも風邪の極初期で，未だ脈が沈でも著効する．

症例3　11歳女児 [13)]

9月X日の朝37.5度，13時に**38.7度の発熱**で受診．頭痛，咳，**自汗がある**，水分も欲しがらない，**脈やや浮**．

桂枝二越婢一湯を2/3日量服用したが，30分後症状は改善せず，**小柴胡湯1包**をすぐ追加した．その30分後の15時，頭痛・だるさが改善し，お腹が空いてきた．帰宅後は就寝までに3時間毎に服用して翌日軽快した．

症例3　Comment

　新型インフルエンザの女児である．**桂枝二越婢一湯 + 小柴胡湯**の合方でやっと著効した．処方が完全ならば服用30分後には症状が改善する．病初期（発病後5時間）から少陽病に病期が及んでいたと考えた．つまり**桂枝二越婢一湯合小柴胡湯の証が病初期から存在**していたということである．

　山本巌の「葛根湯や麻黄湯を使う症例にも，小柴胡湯を合方して使ったらいいんじゃないかと」という見解の正しさを確認したことになる．

症例4　4歳女児 [13)]

9月X日朝から熱感があったが，元気だった．22時30分嘔吐し，1分の痙攣を来して受診した．**39.6度の発熱**，咽頭発赤が強く，**自汗あり**，**脈は浮**．

桂枝二越婢一湯 1/3日量 + 小柴胡湯1包を23時30分，X+1日3時，7時に注腸し，8時37.2度に解熱し，その後は**小柴胡湯**のみで軽快した．（9時間）

症例4　Comment

　8時間程で高熱が改善．即効性があり他症状の改善も速やかである．

28

A 太陽病の症候がある陽病の場合

症例5　7歳女児 [13]

　7月 X-2 日から咳があり，翌日の夜から 38 度の発熱があり，7月 X 日受診した．**喘鳴，多呼吸**，SpO₂：**93%，38.8度の発熱**，**脈はやや浮**，**自汗あり**．14時から**桂枝二越婢一湯I/3日量＋小柴胡湯I包＋麻杏甘石湯I包**を3時間毎に服用した．19時多呼吸，喘鳴が改善せず，ネオフィリン®の初期量のみの点滴を行った．その後自汗があり，23時37.6度，多呼吸，喘鳴も大分改善した．**脈は中間位**となり，**小柴胡湯I包＋麻杏甘石湯I包**に変更し，23時と X+1 日朝は起床時から3時間毎に服用した．朝から解熱し，酸素なしでも97%まで回復した．（17時間）

Column ②

桂皮含有エキス剤に「桂皮末」を足す意義

　次のような自験例がある．「5月のある日，22時咽痛があり，自汗+，脈は僅かに浮弱，寒気は少し，口渇はなし．桂枝二麻黄一湯(桂枝湯1包＋麻黄湯半包)1/3日量を服用したが改善はない．30分後さらに同量を服用した．ほとんど変わらない．その30分後，今度は前方に桂皮末を0.3g追加して服用した．10分すると咽痛は半減し，その30分後に同じものを服用し，咽痛はほぼ消失して就寝した．翌朝も咽痛はなく，軽快した」．また山本巌は次のように述べている．「**山本**　私は生薬とエキスとを比較して出したことがある．両方飲ませてみたことがあるんですよ．…それで患者に薬を与えるんだが，桂枝にしたって何にしたって飛んでしまっているんですから，桂枝茯苓丸をやって効かないのに，桂枝の原末を追加して飲ましたら，サッと効くんです．

鶴田　桂枝はエキス化する時に飛んじゃうからですね，濃縮過程で…．

山本　桂枝湯っていっても，実際は桂枝去桂枝湯なんです．主薬が入ってないのに効くはずがない」[14]．

　解表剤エキス中の桂皮の分量を考慮して桂皮末を追加することは臨床経験上著者は重要であると考えている．

第Ⅱ部　症例解説

> **A　太陽病の症候がある陽病の場合**
>
> **1** 自汗があって脈が浮であれば
> **桂枝二越婢一湯**（桂枝湯2包＋越婢加朮湯1.5包/日）＋**小柴胡湯**
>
> → さらに顔面・口唇の紅潮や熱感などの化熱症状があれば
> **白虎加人参湯**を追加せよ

症例6　1歳4ヵ月女児 [13)]

　6月X-1日の朝から発熱し，**40度**になりX日受診した．咽頭発赤は軽度であったが**アデノウイルスが陽性**で，**自汗あり**，**脈は浮**，**顔がやや紅潮**していた．
　桂枝二越婢一湯1/3日量＋小柴胡湯1包＋白虎加人参湯1/2包を16時，20時，X+1日起床時に服用した．夜間39度まで上昇し，一度坐薬が使用されたが，X+1日朝37.6度になった．**脈は中間位**，**顔色は良好**で，**小柴胡湯1包＋白虎加人参湯1/2包**を2回，その後は**小柴胡湯1包**を2回服用して軽快した．

> **症例6　Comment**
>
> 　自汗あり，脈は浮，顔がやや紅潮で3方を合方して，著効した（40度を超えたアデノウイルス感染症は通常4〜5日高熱が持続する）．白虎加人参湯は常用量の1回1包を処方すれば，もっと早く解熱したと思われる．**太陽病期での白虎加人参湯は大部分が24時間以内の使用で十分**である．3，4回服用して，**37度ぐらいに解熱し**，**紅潮が改善したら**，**それ以後は服用を中止**すべきである．

症例7　2歳男児 [13)]

　5月X日の朝から発熱と**咳**を来して受診した．**38.7度の発熱**，ラ音，喘息を認め，SpO_2：**94%**，**自汗あり**，**脈は浮**．
　17時に**桂枝二越婢一湯1/3日量＋小柴胡湯1包**を服用し，30分後には喘

30

A 太陽病の症候がある陽病の場合

鳴も消失し，ラ音も軽減し，SpO₂：96% に改善した．

　帰宅後 19 時 30 分40.3度の発熱で再来した．ラ音も軽度で，**40.0度の発熱**があり，多呼吸のためアンヒバ®100mg 使用した．21 時 39.6 度，自宅で 40.3 度の時には**顔が紅潮**し，**自汗**が軽度あったので，22 時と X+1 日 7 時に**桂枝二越婢一湯1/3日量＋小柴胡湯1包＋白虎加人参湯1包**を服用した．夜中に発汗し，X+1 日 7 時には37.8度に下がり，ラ音も軽度になり，顔の紅潮も軽快した．午後からは**小柴胡湯1包＋麻杏甘石湯1包**を 3 時間毎に 4 回服用し，夕方には解熱し，咳も軽減した．（9 時間）

> ### 症例7　Comment
>
> 　**桂枝二越婢一湯＋小柴胡湯**で呼吸器症状（喘鳴・ラ音・酸素濃度）には効果があり改善が診られたが，発熱は反って上昇した．白虎加人参湯を追加した 3 方の合方で著効した．**白虎加人参湯の少陽病の熱が残存**していたということになる．**清熱剤が1剤でも不足すると数時間で化熱**する．過不足のない処方が必要である．

症例8　　2 歳男児 [13]

　5 月 X 日 4 時に 38.0 度の発熱と嘔吐を認め，6 時に 40 度になり，アンヒバ®100mgを使用するが，熱が下がらないため，8 時 30 分に受診した．**39.5 度の発熱，自汗あり，脈は浮**．

　13 時，16 時，20 時，X+1 日朝 8 時に**桂枝二越婢一湯1/3日量＋小柴胡湯1包**を注腸した．しかし X 日 14 時，そして X+1 日朝 3 時に**40度**となり，アンヒバ®100mgの 2/3 を使用した．X+1 日 12 時，**自汗はあり，脈は中間位で顔は紅潮**していたので，**小柴胡湯1包＋白虎加人参湯1包**を 3 時間毎に 4 回注腸し，13 時 30 分37.5度，21 時36.8度に解熱した．X+2 日からは**小柴胡湯1包**を 3 時間毎に 4 回服用し，軽快した．（9 時間）

> ### 症例8　Comment
>
> 　**桂枝二越婢一湯＋小柴胡湯**では効果がなく，翌日**小柴胡湯＋白虎加人参湯**で著効した．初診時から白虎加人参湯を追加した 3 剤合方の適応と

第Ⅱ部　症例解説

考えられた．初診時に顔・口唇の紅潮や熱感などを確認するべきであった．

症例9　32歳女性 [13]

9月 X-1 日から**頭痛**と**関節痛**を来した．X 日**37.3度の発熱**で受診した．**自汗あり**，**脈は僅かに浮**．

11時から**桂枝二越婢一湯 2/3 日量 + 小柴胡湯 l 包**を2.5時間毎に4回服用し，夜間**40度**まで上昇し，X+1 日再診した．朝は**小柴胡湯**のみ服用し，温かくしていたら自汗があり，37度台まで下がった．来院時**38.3度**，**脈は僅かに浮**，**顔は紅潮**し，**熱さを感じ**，**口渇**があるが，**背中が寒い**と訴えた．

桂枝二越婢一湯 2/3 日量 + 小柴胡湯 l 包 + 白虎加人参湯 l 包を11時30分から3時間毎に4回服用し，夕方には頭痛，関節痛，発熱も軽快し，X+2 日は**小柴胡湯 l 包**のみを3時間毎に4回服用した．(6時間)

Column ❸

オセルタミビル服用後2時間で急死した症例

2歳5ヵ月男児：2009年12月 X 日，朝38.5度の発熱があり，17時小児科を受診した．インフルエンザA陽性で，オセルタミビルを処方された．夕食後18時にオセルタミビル，鎮咳薬を服用した．19時仰臥位で寝ていて異常はみられなかった．20時40分腹臥位の状態で呼吸が停止していたので救急車を要請し，21時13分に当院到着した．

直腸温は36.1度であったが，体は氷のように冷たく，心肺停止し，開口も出来ず，脛骨に骨髄輸液を行ったが，針の周囲から輸液内容があふれてきた．死後硬直とした．異状死として検死を行ったが，特に外傷はなく，「不詳の死」と検案され，病理解剖は家族が希望しなかった．約2時間して検死が終了したとき，約25度の室温のためか体の冷たさは大分戻っていた．検死官の話ではこのような死後硬直の状態になるには最低でも5〜8時間以上を要するとのことであった．

A 太陽病の症候がある陽病の場合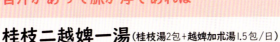

A 太陽病の症候がある陽病の場合

1 自汗があって脈が浮であれば
桂枝二越婢一湯（桂枝湯2包+越婢加朮湯1.5包/日）

→ さらに咳嗽や喘鳴などを伴えば
麻杏甘石湯を追加せよ

症例10　4歳男児 [13]

　3月X-2日から**喘息**が出現し，X-1日ひどくなり，X日に受診した．**37.8度の発熱**，ラ音を聴取し，**自汗あり**，**脈はやや浮**．桂枝二越婢一湯1/3日量+麻杏甘石湯1包を9時30分に服用し，20分後ラ音も軽減し，元気になった．10時30分咳も軽減し，ラ音も消失した．X+1日は解熱し，ラ音もなく，以後**小柴胡湯1包+麻杏甘石湯1包**を1日4回服用で軽快した．（20分）

症例10 Comment

　自汗と浮脈から**桂枝二越婢一湯**を選択し，喘鳴から**麻杏甘石湯**を処方した．

Advice on one point　漢方薬を注腸する手順

❶ 漢方薬1包または2包を約15cc程度の熱湯に溶かす．
❷ それを茶こしで濾す．
❸ そして10ccの注射器に吸引する．
❹ その先にFr.10のネラトンカテーテルを付けて，肛門から挿入して注入する．

第Ⅱ部　症例解説

A　太陽病の症候がある陽病の場合

自汗なく脈はやや浮，熱感なく高熱でなければ

2　葛根湯 + 小柴胡湯

症例11　9歳男児 [13]

7月X日の朝から**気分が悪い**ということで受診した．吐き気，下痢はなく，風邪症状もない．**発熱36.2度．自汗なし，脈はやや浮**．

葛根湯1包 + 小柴胡湯1包を服用し，20分後には軽快した．

同方を4回処方した．（20分）

症例12　10歳男児 [13]

4月X-1日から発熱し，**吐き気**もあり，X日受診した．**38.2度の発熱**，**倦怠感**が強く，**自汗なし，脈はやや浮**．

9時，11時に**葛根湯1包 + 小柴胡湯1包**を服用し，10時には頭痛，吐き気，気分不快は改善した．

その後は同方を3時間毎に3回服用して，X+1日朝には解熱，軽快した．（1時間で発熱以外は軽快）

症例11，12　Comment

葛根湯単独よりも**小柴胡湯**の合方の方がより速やかに軽快している．

症例13　13歳女児 [13]

8月X日初診．朝から**体がだるく**て動けなかった．**38.3度の発熱**，**自汗なし，脈は中間位**．

12時に**葛根湯1包 + 小柴胡湯1包**を服用し，30分後には38.0度，自汗があり，元気になった．

その後は同方を3時間毎に3回服用して，夜には解熱し，軽快した．（30分）

34

▲ 太陽病の症候がある陽病の場合

症例13 Comment

　脈は中間位であったが，時間的経過から一部は太陽病位にあると判断して投与し，30分後には効果を認めた．**発病後数時間しか経過してない場合は脈が未だ浮になっていないこともある**ので，脈診だけではなく，総合的に判断しなければならない場合がある．

Column ④　かぜ治療の基本は「保温」と「がまん」

　「かぜのときの発熱はウイルスを不活化するため．かぜウイルス，特にインフルエンザ・ウイルスは，高温に弱く，39度になると秒単位で不活化します．体を冷すと風邪を引くとか，冬にかぜがはやるなどは，かぜウイルスの低温嗜好性によるためだったのです．

　生体はそのことを進化の途上で学習していて，発熱させていると考えられます．このように，発熱は生体にとって重要なことで，ありがたいことといえます」（本間行彦／北海道大学名誉教授）．

　つまり生体は感染を受けたら，発熱させることでウイルスが増殖できないようにして対抗している，最も重要な防御反応である．『傷寒論』の漢方薬は温めることで発汗させ，その後解熱させるものである．

Column ⑤　1918年スペイン風邪パンデミックの真の原因
（2009年10月12日付ニューヨークタイムス紙）

「1918年のパンデミック　もう一つの容疑者はアスピリン」という記事が掲載された事を伝えている．「アスピリンは熱を下げるだけでなく，免疫機能を抑えつける役割も果たしています．スペイン風邪のパンデミックとは，貧困層は栄養不良で，富裕層の人達は解熱剤であるアスピリンで命を落としていたのです」と．

35

第Ⅱ部　症例解説

A　太陽病の症候がある陽病の場合

② 自汗なく脈が浮, 熱感, 咽頭痛, 中耳炎等あれば

葛根湯 + 小柴胡湯加桔梗石膏

症例14　9ヵ月男児, 10kg [13]

7月Ｘ日14時に発熱38.5度で受診. 咽頭は**ヘルパンギーナ**の所見があり, **発熱39.4度**, **自汗なし**, **脈は浮**.

17時から**葛根湯1包 + 小柴胡湯加桔梗石膏1包**を3時間毎に2回服用し, X+1日朝には解熱した.（14時間）

症例14　Comment

　山本巌は「例えば発熱して頭痛と咽痛を訴える. 脈は浮数で, 寒気がするかと尋ねると, 熱いという. 汗は出るかというと出ない. こんなときは治療は清熱を主として辛涼解表薬を加えるんです. 銀翹散がよいでしょうが, それが使えない. それなら, 小柴胡湯加桔梗石膏に葛根湯を加えるといいんです. 多少の過不足があっても目の前の患者を治さなければならないんですから」と述べている [15].

　また中田敬吾は, インフルエンザの治療薬として**柴葛解肌湯**の有用性について,「インフルエンザのように強力な感染力をもったウイルスに感染すると, 発病初期から太陽病期にとどまらず少陽病にまたがるときが多いが, この場合に本方が適応する. ……インフルエンザで高熱を発し, 症状の激しいときは麻黄湯や葛根湯より柴葛解肌湯を用いた方がより効果的なことが多い. ……発病初期からすでに三陽の症状を呈するのは, 侵入したウイルスの力が非常に強い場合, それを排除しようとする生体の反応もそれに応じて強くなる. したがって, 熱状が非常に強い場合はおおかた柴葛解肌湯証の場合が多く, 強力なインフルエンザに対しファーストチョイスの処方として考えて差し支えな

A 太陽病の症候がある陽病の場合

い」と述べている[16].

　以上の記述のように**銀翹散**も**葛根湯＋小柴胡湯加桔梗石膏**で代用できるし，また**柴葛解肌湯**の組成も葛根湯＋小柴胡湯加桔梗石膏−人参・大棗・甘草・桔梗であり，**銀翹散**の代用にもなる．確かに**葛根湯＋小柴胡湯加桔梗石膏**は即効が診られるので，**銀翹散**も**柴葛解肌湯**もその病態は**葛根湯＋小柴胡湯加桔梗石膏**の病態と一致すると思われる．『傷寒論』処方のエキス剤の完璧さを感じる．

症例15　　3歳女児[13]

　8月X日初診，前日の夜から発熱し，**頭痛**もみられた．**39.2度の発熱**，**自汗なし，脈はやや浮**．12時に**葛根湯1包＋小柴胡湯加桔梗石膏1包**を服用した．その後は16時，22時，X+1日朝9時に**1/3量しか服用できなかっ**た．X日21時38.3度の発熱があったが，X+1日朝の10時40分に36.6度まで解熱した．

　その後は**小柴胡湯1包**ずつを4回投与し，軽快した．(23時間)

症例15　Comment

　著者の経験上多くのインフルエンザ感染症例が12〜15時間で解熱している．家では1/3量(通常量)しか服用できず，解熱に24時間近くを要した．やはり2〜3倍の服用量が必要であると考えさせられた症例である．

Column
⑥　　**「葛根湯＋小柴胡湯」と「葛根湯＋小柴胡湯加桔梗石膏」**

　「葛根湯＋小柴胡湯」と「葛根湯＋小柴胡湯加桔梗石膏」の鑑別は，後者は熱証が診られることで，顔の紅潮や熱感を自覚することが挙げられる．「葛根湯＋小柴胡湯加桔梗石膏」は高熱でなくてもよい．自汗はなく，脈は浮または中間位で，沈ではない．寒気はなくて熱い方で，あまりぐったりはしていないというのがポイントである．

第Ⅱ部　症例解説

> **A** 太陽病の症候がある陽病の場合
>
> **1** 自汗なく脈が浮，熱感，咽頭痛，中耳炎等あれば
>
> # 葛根湯 + 小柴胡湯加桔梗石膏
>
> **→** さらに顔面・口唇の明らかな紅潮や熱感があれば
>
> # 白虎加人参湯を追加せよ

症例16　67歳男性 [13]

4月X日から**咽頭痛**，**鼻閉**，**倦怠感**が出現し，持続するため受診した．**熱感があるが，体温は36.7度．自汗はなく，脈はやや浮，顔は紅潮，手掌にも熱感**があった．

葛根湯1包＋小柴胡湯加桔梗石膏1包を服用したが30分後熱感はとれず，**白虎加人参湯1包**を追加して，30分後には軽快した．その後3時間毎に3回服用した．（1時間）

症例17　10歳男児 [13]

4月X日16時**38.3度の発熱**と**嘔吐**で受診した．**咽頭発赤が強く，自汗はなく，脈はやや浮**．輸液を行い，16時30分，19時に**葛根湯1包＋小柴胡湯1包**を服用したが，**体に熱感**を訴え，19時30分に**白虎加人参湯1包**を追加して，21時37.4度，熱感も改善した．22時**3包**を服用して，X+1日には解熱した．その後は**小柴胡湯1包**1日4回で軽快した．（5時間）

症例18　17歳男性 [13]

9月X-1日19時頃発熱し，近医を受診し，抗生剤・解熱剤を毎食後服用した．しかし**39度台の発熱**が持続し，X日受診した．**頭痛**，**胸痛**があり，**自汗はなく，脈は浮．顔面が紅潮し，体が熱い**という．また**肩も凝る**という．**葛根湯1包＋小柴胡湯加桔梗石膏1包＋白虎加人参湯1包**を17時，18時，20時，22時に服用したところ，夜間には発熱はみられず，X+1日朝には解熱した．その後は**小柴胡湯1包**1日4回で軽快した．（14時間）

38

▲ 太陽病の症候がある陽病の場合

症例19 5歳女児 [13]

8月 X-2 日から発熱し，近医を受診し抗生剤他を処方された．X 日**発熱38.4度**で受診した．**咽頭発赤**があり，**自汗はなく**，**脈はやや浮**．

14時に**葛根湯1包＋小柴胡湯加桔梗石膏1包**を服用し，自汗が軽度あったが，**顔は紅潮**し，反って熱がって **40度**になり，15時15分に**白虎加人参湯1包**を追加した．16時30分に 39.1度に下がり，顔の熱感も軽減し，その後この **3方**を 17時，20時に服用し，23時には解熱し，X+1 日朝は 36.4度になった．（8時間）

症例16〜19 Comment

清熱剤1剤でも不足すると数時間で化熱する．過不足のない処方が必要である．山本巖は「……熱が高くて体は熱いけれど，まだ汗が出ない．脈は浮数で頭痛がする．そんなときには，葛根湯加石膏，葛根湯加桔梗石膏を使うんですが，エキスなら葛根湯に白虎加人参湯を合方するわけです．小児の場合，熱が出たときには脱水が起こりやすいので，白虎加人参湯をよく合方します．麻疹のときなんかですね．肺炎には竹葉石膏湯という形にしたほうが，麻杏甘石湯よりいい場合が多いです．熱が出て嘔吐するとか，薬を服むと胃が悪くなるという患者なら，小柴胡湯に石膏を加える変わりに，エキスで白虎湯，白虎加人参湯を合方します．実際の臨床は，理論的に厳密にいかないんです．中間型とか移行型が多いので，原則は原則として臨機応変にやるわけですね」[15] というように，少陽病期には小柴胡湯に白虎加人参湯をしばしば合方している．

また岩崎勲は次のように述べている．「白虎加人参湯は，石膏，知母で清熱し，知母，粳米，甘草で滋潤，胃気の保護をし，人参で益気生津するものである．構成生薬をみてわかるように瀉の作用より，知母，粳米，甘草，人参などによる胃気や津液の保護の面が目につく．石膏の薬能は諸説あるが，必ずとも大寒とは言いきれないようである．本方は滋潤を通じて清熱するものである．だから実証の方剤だと一概にいえな

第Ⅱ部　症例解説

い．……この清熱滋潤という本方の治法は少陽病の治法により近いといえよう」，さらに「……少陽深部に熱邪が結するのだが，邪の種類と正気とのかねあいに応じて，その熱邪は半表半裏に散漫したり或は深部に伏したりする．それらに応じて病症の現れ方も異なる．前述のように病症を病位に配属することは厳密には出来ないのであるが，主病位である少陽部位での病応として身重，難以転側，口不仁，面垢，譫語などが，病勢が陽明に及んで腹満，遺尿が現れるとみてはどうだろうか」[17]．

　このように白虎加人参湯は少陽病の小柴胡湯証において熱邪がより深部に及んだ時には特にひどい口渇がなくても，細胞の脱水を防ぐためにも合方してよい方剤と考えられる．

　『傷寒論』太陽病下篇「傷寒若しくは吐し，若しくは下して後7，8日解せず，熱結んで裏にあり，表裏倶に熱し，時々悪風，大渇，舌上乾燥して煩し，水数升を飲まんと欲するものは，白虎加人参湯之を主る」という条文とは異なり，口渇，煩躁がひどくなくても，化熱の症状が明らかな場合には，白虎加人参湯の適用となり，温病の気分証の主剤と考え，その適用を十分に熟知すれば応用範囲は広がると著者は考えている．

　即ち**顔面あるいは口唇の紅潮**，そして**口渇（軽度の場合も）**の何れかがあるか，または**適切と思われる処方の服用後でも，反って熱が上昇する場合**などは考慮しなければならない．

A 太陽病の症候がある陽病の場合

2 自汗なく脈が浮,熱感,咽頭痛,中耳炎等あれば

葛根湯 + 小柴胡湯加桔梗石膏

→ さらに顔面・口唇の明らかな紅潮や熱感があれば

白虎加人参湯を追加せよ

→ さらに便秘を認めれば

調胃承気湯を追加せよ

症例20 5歳女児 [13]

6月 X-3 日から 39 度台の発熱が持続し,X 日に受診した.

40.1度の発熱,咽頭は軽度発赤,頸部リンパ節が腫大し,マイコプラズマ IgM が陽性であった.**自汗はなく,脈は浮,顔は紅潮,口唇もやや紅潮**していた.

16 時から**葛根湯 1 包 + 小柴胡湯加桔梗石膏 1 包 + 白虎加人参湯 1 包**を 24 時,X+1 日 3 時,7 時,11 時に注腸した.

X+1 日 8 時 38.8 度,数日**排便がない**ことが分かり,また**排尿もなく,調胃承気湯 1 包**を 11 時 30 分に追加注腸した.13 時に排尿し,14 時に大量に排便した.

14 時 40 分 39.4 度,16 時 50 分 37.5 度,20 時 37.0 度に解熱した.

17 時には**自汗はなく,脈は浮**なので**葛根湯 + 小柴胡湯加桔梗石膏**を 17 時,20 時に注腸し,X+2 日から**小柴胡湯**のみとした.

(24 時間,調胃承気湯投与後では 5 時間)

第Ⅱ部　症例解説

症例20　Comment

　葛根湯＋小柴胡湯加桔梗石膏＋白虎加人参湯は**少陽病**までの病位と考えられるが，**調胃承気湯**を必要としたので**陽明病**まで病変が及んでいたと考えた．また**便秘の有無**の確認も重要であった．

　傷寒・温病で発病後数日して解熱しないとき胸部写真を撮ることがあり上腹部まで写し出されるが，大部分で**腸管の拡張**を認める．これは腸炎では診られない所見である．気道感染は腸管を麻痺させるといわれるが，便秘気味のときは**病毒が腸に存在する**と考えた方がよい．

Column⑧　アメリカで2歳未満に風邪薬の中止勧告

　米ジョンズホプキンス大教授ら有力な小児科医16人が「咳止め薬や，くしゃみ，鼻水などへの抗ヒスタミン剤を含む風邪薬は，6歳未満の幼児には有効性も安全性も認められない」との声明を出すようFDAに求め，今回の勧告につながった．カナダ，イギリス，オーストラリアでも6歳未満の小児にはOTCの風邪薬を使用すべきでないと勧告されている．日本でも市販の風邪薬で肝炎，けいれん，呼吸困難などの重い副作用が成人・小児合わせて，昨年1年間だけで129件報告されている．勧告を受け，FDAは小児への使用規制を行うかどうか検討しており，厚生労働省は「米当局の対応を見守りたい」としている．

🅐 太陽病の症候がある陽病の場合

🅐 太陽病の症候がある陽病の場合

自汗なく脈が浮,高熱,悪寒・四肢痛があれば

③ 麻黄湯 + 小柴胡湯

症例21 1歳7ヵ月女児 [13]

9月X日の朝から**38.5度の発熱**があり,その後**40.0度**になり受診した.昼寝の時に頭には汗をかいていた.**39.5度,自汗なし,脈は浮**.

15時50分**麻黄湯1包＋小柴胡湯1包**を服用し,その後は3時間毎に2回注腸し,20時30分には自汗があり,X+1日1時には36.1度に解熱していた.その後は**小柴胡湯1包**を3回投与した.(7時間)

症例22 20歳女性 [13]

7月X日から**38.7度の発熱**を認め受診した.**頭痛がひどく,体中が痛む,吐き気,嘔吐**があった.**発熱37.9度,自汗なし,脈は浮**.

小柴胡湯1包と**麻黄湯1包**を12時,13時30分に服用した.15時36.8度に解熱し,頭痛,身体痛は改善し,食欲が出てきた.(3時間)

症例23 3歳女児 [13]

5月X-1日**37.6度の発熱**があり,X日昼から**39.2度**の発熱があり受診した.19時**40.5度の発熱,咽頭発赤が強く,自汗なし,脈は浮**.

20時に**小柴胡湯1包＋麻黄湯1包**を服用し,24時には37.0度になり,24時そしてX+1日朝7時に服用し,解熱した.X+1日朝から**小柴胡湯1包**ずつ4回に変更したが,夕方**39度の発熱,頭痛・腹痛**を訴え,17時から**柴胡桂枝湯1包**を3時間毎に3回服用し,X+2日朝には解熱した.(4時間)

症例21〜23 Comment

山本巌語録に次のようにある.「……とにかく,発汗療法をやって治す時期が太陽病です.この時期を過ぎて,口が苦く食欲がなくなってムカムカするようになると,少陽病に入ってくる.この時期は,和

第Ⅱ部　症例解説

解法を用います．代表的な方剤が小柴胡湯です．柴胡と黄芩を組み合わせた消炎解熱剤と言えますね．ただし，ここまでいく間に『肢節煩疼』といって，ふしぶしが痛いとか，頭痛がするという太陽病の症状がまだ残っていることがある．それには桂枝湯と小柴胡湯を合わせた柴胡桂枝湯というのを使う．麻黄湯と小柴胡湯を合わせた柴胡麻黄湯というのは『傷寒論』にはないんですが，柴胡麻黄湯という方剤が存在してもかまわないと思います」[15]．この中で述べている**麻黄湯**と**小柴胡湯**を合わせた**柴胡麻黄湯**の症例である．この経験から**麻黄湯**のみの臨床効果に比べてこの**柴胡麻黄湯**の方が即効性のあることが確認できた．12時間以内にほぼ解熱し，24時間以内に軽快している．そして発汗過多も全くなかった．

　鶴田光敏は著書の中で「私のやっている診療所のあたりでもインフルエンザが流行して，みんな節々を痛がって，悪寒が強くてね，麻黄湯の正証ですよ．……あったかいお湯に溶いて1袋服ませて，30分経って薄く汗をかくかどうかを見ながら，効くまで30分ごとに服ませていったわけです．そうしたら10人のうち7人ぐらいまでが，やっぱり3包必要だったんです．それだけ服むと，麻黄湯の本当の主目的であるところの解表，薄く発汗して，そうすると悪寒がとれて，節々の痛みがすっとよくなる」と述べている[14]．著者はこの場合も**小柴胡湯**を併用すれば多くが**麻黄湯1包**で改善するであろうと考えている．

症例24　　1歳3ヵ月男児 [13]

　7月 X-1 日夜から**38度の発熱**，喘鳴を来して X 日受診した．**喘鳴を認め，自汗なし，脈は浮**．

　小柴胡湯＋麻黄湯を**3/4包**ずつ13時に服用した．15分後喘鳴は改善し，30分後ほぼ消失した．その後は**同方を 3/4 包**ずつ3時間毎に投与し，夜には解熱し，X+1 日喘鳴は診られなかった．（8時間）

△ 太陽病の症候がある陽病の場合

症例25　1歳8ヵ月女児 [13]

7月X日朝から**38.3度**の発熱を来して受診した．**喘鳴を認め，RSウイルスが陽性**で，SpO_2：**94%，自汗なし，脈は浮．**

小柴胡湯I包と麻黄湯I包を12時に服用した．3時間後喘鳴は軽快しラ音を軽度認めた．その後は**同方を3/4包**ずつ3時間毎に投与し，18時 SpO_2：97%，36.7度になり，21時ラ音も消失し，SpO_2：99%まで改善した．その後は**小柴胡湯3/4包**4回投与で軽快した．（6時間）

症例26　4歳男児 [13]

5月X-2日の夜から咳がひどくなり，X日38.4度の発熱を認めて受診した．**39度の発熱と喘鳴**があり，SpO_2：**94%，**胸部レ線で**ウイルス性肺炎像**を認めた．**自汗なし，脈は浮．**

小柴胡湯I包と麻黄湯I包を10時，13時に服用して16時喘鳴は軽減し，熱は37.9度まで下がった．以後17時，21時に服用して，22時喘鳴は軽微となり，脈も中間位になり，SpO_2も96%まで回復し，X+1日朝から**小柴胡湯I包＋麻杏甘石湯I包**を4回服用して，X+1日は98%になった．（12時間）

症例24～26　Comment

　麻黄湯と**小柴胡湯**を合わせた**柴胡麻黄湯**では，喘鳴は15分から数時間で改善することが多い．

症例27　11ヵ月女児 [13]

受診前日に海へ行き，夜から微熱があり，9月X日昼前に**37.7度の発熱**で受診した．**自汗あり，脈はやや浮．**

12時**桂枝二越婢一湯I/3日量＋小柴胡湯I包**を注腸して帰宅した．夕方になって**40度の発熱**となり再診した．**39.7度の発熱，自汗なし，脈は浮，顔色は良好．**18時30分**小柴胡湯I包＋麻黄湯I包**を注腸し，帰宅後は間違えて**麻黄湯**のみ1包ずつを23時，X+1日3時，7時に注腸した．1時には39.6度あり，その後自汗があって，3時に38.6度，7時には37.5度，12時には36.5度に解熱した．その後は**小柴胡湯I包**4回投与で軽快した．（13時間）

45

第Ⅱ部　症例解説

症例 27　Comment

　家では麻黄湯だけしか投与していないためか，小柴胡湯を投与した
ときに比べて解熱にやや時間を有したと思われる．

　さらに初診時 37.7 度の発熱と自汗があり，桂枝二越婢一湯を選択し
たが，6 時間後には 40 度の発熱になり，自汗がなかった．時々このよ
うな症例がある．これは

　❶初診時における**自汗の有無の判断ミス**か，

　❷あるいは傷寒の初期においては日頃自汗傾向の患者は，**発熱が軽
度の場合は自汗が診られても，高熱になれば自汗がなくなる**という経
過になるのではないかと思われる．

　あるお母さんの言葉がある．「この子はいつもは汗かいてるのに，
今日は 39 度もあるのに一つも汗かいとらん」．人が汗腺を閉じて，熱
を上げ，強力な外邪に対抗している状態である．

　最近は発熱してすぐに受診することが多い．『傷寒論』が書かれた時
代には，発病後すぐに受診することはなかったであろうから，このよ
うな変化の記載がないのであろうか．

症例 28　　33 歳女性

2 月 X-1 日夜 39.4 度の発熱があり，X 日 12 時**39.5 度の発熱**で受診した．
受診前に自汗があったという．**脈は浮，自汗なし，インフル陽性**．

　麻黄湯 2 包＋小柴胡湯 2 包で 30 分後に気分は改善した．しかしその夜は
40 度の発熱を認め，X+1 日の昼まで**39 度**あった．夕方には 37 度になった．
（約 26 時間）

症例 28　Comment

　午前中に受診していたら自汗が診られたかもしれない．発汗がある
まで 2 時間毎でも服用した方が望ましかったと思われた症例である．

46

A 太陽病の症候がある陽病の場合

A 太陽病の症候がある陽病の場合

3 自汗なく脈が浮，高熱，四肢痛があれば

麻黄湯 + 小柴胡湯

→ さらに顔面・口唇の明らかな紅潮や熱感があれば

白虎加人参湯を追加せよ

症例 29 2歳4ヵ月男児 [13]

9月 X-2 日の朝から 38.2 度の発熱があり，近医で抗生剤を投与された．X-1 日解熱はしたが咳がひどくなり，X 日喘鳴がひどくなり受診した．**喘鳴・陥没呼吸あり**，SpO_2：**95%，発熱38.0度，自汗なし，脈は浮．**

11 時，14 時に**麻黄湯 I 包 + 小柴胡湯 I 包**を服用し，12 時 SpO_2：100% に改善し，陥没呼吸も改善したが，右肺の喘鳴が残った．15 時 40 分自汗は診られたが，喘鳴が強く，口唇の紅潮も診られたので**白虎加人参湯 I 包**を追加した．17 時活気が出て，呼吸音もやや改善した．18 時**麻黄湯 I 包 + 小柴胡湯 I 包 + 白虎加人参湯 I/2 包**を注腸し，22 時喘鳴は消失し，37.2 度に解熱した．24 時に**麻黄湯 I 包 + 小柴胡湯 I 包 + 白虎加人参湯 I 包**を注腸し，X+1 日朝も喘鳴なく，脈は中間位で，夜間は中等度の自汗があった．9 時から**小柴胡湯 I 包 + 麻杏甘石湯 I 包**を 3 時間毎に 4 回投与して軽快した．(11 時間)

症例 29　Comment

麻黄湯 + 小柴胡湯でも酸素飽和度，陥没呼吸は改善したが，喘鳴は持続した．**白虎加人参湯 I 包**を追加することで 6 時間後には喘鳴は消失した．喘鳴と発熱の症例においては今までにない著効例であった．

第Ⅱ部　症例解説

A 太陽病の症候がある陽病の場合

3 自汗なく脈が浮，高熱，四肢痛，咽頭痛があれば

麻黄湯 + 小柴胡湯加桔梗石膏

→ さらに顔面・口唇の明らかな紅潮や熱感があれば

白虎加人参湯を追加せよ

症例30　60歳女性[13]

　6月X日1時から38.6度の発熱を来して，イブプロフェンを3時間おきに服用した．18時に受診し，**頭痛**がひどく，**身体中が痛む**、**咽頭痛**があった．**発熱36.9度．自汗なし，脈はやや浮**．

　小柴胡湯加桔梗石膏1包と**麻黄湯1包**を18時15分に服用し，輸液を行い，19時30分，身体痛，痺れ，だるさが改善し，**同方**を追加した．22時には**頭痛と全身の熱さ**が残った．**小柴胡湯加桔梗石膏1包＋麻黄湯1包＋白虎加人参湯1包**を服用して，30分後にはほぼ諸症状が軽快した．X+1日1時30分に38度台の発熱があり，**3包**を服用し，自汗があり，朝方解熱した．13時に再び発熱したので，同様に**3包**を服用し，自汗があり，その後は解熱した．（12時間）

症例30　Comment

　白虎加人参湯の追加で熱感と同時に頭痛も解消した．熱が再燃しているので，漢方薬は**熱が安定するまでは，成人では2時間毎の服用が必要**と思われる．

48

A 太陽病の症候がある陽病の場合

4 自汗なく脈が浮，高熱，四肢痛，煩躁があれば

大青竜湯（麻黄湯＋越婢加朮湯）＋ 小柴胡湯

症例31　2歳10ヵ月女児 [13]

8月X-1日の夜から39度以上の発熱を来して，X日受診した．**発熱39.5度，自汗なし，脈は浮**．

小柴胡湯1包と**麻黄湯1包**を9時20分に服用し，点滴を開始した．11時40分**40.0度**になり，顔は紅潮し，**白虎加人参湯1包**を追加した．13時自汗があったが解熱せず，脈も浮のままなので**小柴胡湯加桔梗石膏1包**と**麻黄湯1包**を服用した．しかし16時**39.9度**，顔も紅潮し，倦怠感が強く，**大青竜湯（麻黄湯2/3包＋越婢加朮湯2/3包）＋小柴胡湯1包**を服用した．18時38.6度に下がり，さらに**同方**を3時間毎に2回服用して，X+1日朝10時には36.5度に解熱した．その後は**小柴胡湯 1包**4回として軽快した．（18時間）

症例32　12歳女児 [13]

8月X-2日の夜から体の痛みがあり，X-1日朝38.5度あり市販の風邪薬を服用したが，X日40度まで上昇したので受診した．**発熱39.6度．自汗なし，脈は浮**．咽頭痛あり，顔も眼球結膜も紅潮し，体が熱く，痛くて煩躁状態であった．

9時30分に**大青竜湯（麻黄湯1包＋越婢加朮湯1包）**を服用し，30分後には頭痛がとれ，大分楽になり，**小柴胡湯1包**を追加した．10時50分自汗があり，38.3度になり，背中と腰の痛みが残った．11時30分，15時30分，19時，22時に**3包**を服用し，17時38.1度に下がり，X+1日朝10時には37.2度に解熱した．その後は**小柴胡湯加桔梗石膏1包**を2時間毎4回服用して軽快した．

症例31,32　Comment

　やはり**大青竜湯＋小柴胡湯**の方が**大青竜湯**よりも効果が早く，全ての症状がすっきり改善していく印象であった．**大青竜湯**と**麻黄湯**の鑑

第Ⅱ部　症例解説

別はともに高熱であるが，**大青竜湯**は熱さあるいは**顔面の紅潮感**を認めることである．この2点をしっかり確認しなければならない．

　なお，**症例31，32**ともに大青竜湯の便法として麻黄湯2包＋越婢加朮湯3包/日の比率ではなく，予製剤の関係で麻黄湯・越婢加朮湯ともに同じ比率での使用となった．しかし方意が合致したことで効果が得られたものと思われる．後に示す**症例33〜35**も同様の比率での使用となった．

Column ❼　外感病における漢方薬の頻回服用

　『傷寒論』太陽病上篇12条，桂枝湯服用の項に次のように記載されている．

　「まず一合（1回分）を飲む．そして熱いうすい粥をすすって薬力を助けてやるとよい．この場合，蒲団をかぶって温覆して，全身から汗がにじむようにするがよい．

　もし汗が出なかったら，もう一度飲むとよい．それでもまだ汗が出なかったら，半日ばかりの間に，三服（1日分）を飲みつくすようにする．

　もし病が重くて，良くならない時は，病の経過を観察しながら，一昼夜飲み続けてよい．二，三剤（2，3日分）を飲んでもよい．

　なお，この場合には，果実，冷たい飲みもの，ねばっこいもの，ぬるぬるしたもの，肉，うどん，にんにく，にら，ねぎ，酒，牛乳製品であるバターの類，悪臭のあるものなどは食べない方がよい」．

A 太陽病の症候がある陽病の場合

A 太陽病の症候がある陽病の場合

4 自汗なく脈が浮, 高熱, 四肢痛, 煩躁があれば

大青竜湯（麻黄湯＋越婢加朮湯）＋ 小柴胡湯

→ さらに上記処方で発汗しても強い紅潮・熱感があれば

白虎加人参湯を追加せよ

症例33 3歳11ヵ月女児 [13]

8月 X-1 日の夜から咳が出て，X 日**37.6度の発熱**を来して受診した．**自汗あり，脈は浮**.

桂枝二越婢一湯 1/3日量＋小柴胡湯 1包を 16 時から 4 時間毎に 2 回，X+1 日朝 1 回服用した．深夜は咳込みがひどく，38.7 度の発熱を来して X+1 日受診した．胸部レ線で**ウイルス性肺炎像**を認め，入院した．**39.2度の発熱，自汗なし，脈はやや浮．咽頭発赤あり，顔色良好**.

10 時に**麻黄湯 1包＋小柴胡湯 1包**を服用し，11 時 30 分 40.2 度，自汗はあるが，顔は紅潮し，体を熱がり，脈は浮，きつそうだった．12 時 30 分**大青竜湯（麻黄湯 1包＋越婢加朮湯 1包）＋小柴胡湯 1包**を服用して，15 時 39.6 度，自汗はあるが，脈は浮，熱がり，**大青竜湯（麻黄湯 1包＋越婢加朮湯 1包）＋小柴胡湯 1包＋白虎加人参湯 1包**を 15 時 20 分，19 時，24 時，そして X+2 日朝 7 時に投与した．X+1 日 16 時 50 分 38.2 度，24 時 38.5 度，X+2 日朝 10 時 30 分 36.9 度に解熱し，その後は**小柴胡湯＋麻杏甘石湯**で軽快した．（三方投与後は 19 時間）

症例33 Comment

この症例から以下のことが印象づけられた．

❶**大青竜湯（麻黄湯 1包＋越婢加朮湯 1包）**と**麻黄湯**における**石膏**の有無の重要性を感じた．

第Ⅱ部　症例解説

❷同じ石膏剤である**白虎加人参湯**の重要性を感じた.

❸陽病においては**石膏剤**の僅かな所見を見出し，早期に**石膏剤**を使用することが重要である.

❹処方が完全な時でも不完全な時でも，その治療効果は 30 分ぐらいで判定できるので，外来においてもその場で処方の完璧度が推定できる.

症例34　2 歳男児 [13)]

X 日午後 39 度の発熱があり，痙攣を来して受診した．眼球は未だ痙攣重積の状態で，セルシン®の静脈注射で痙攣は消失した．**39.4度の発熱，自汗なし，脈はやや浮**.

14 時 30 分，17 時，20 時に**麻黄湯1包＋小柴胡湯1包**を注腸し，19 時に 38 度まで解熱したが，22 時 40 度になり，**自汗なく，脈は浮，顔色不良，手はチアノーゼ**があり，**悪寒**の状態であった．**大青竜湯（麻黄湯1包＋越婢加朮湯1包）＋小柴胡湯1包**を 22 時，X+1 日 2 時，7 時，11 時，14 時に注腸した．X 日 24 時 41.2 度になり，アンヒバ®50mg（通常の 4 割）を使用し，X+1 日 10 時 38.4 度，15 時に 37.2 度になり，**脈は中間位**，しかし**顔は紅潮**し，手にも**熱感**があった．**小柴胡湯1包＋白虎加人参湯1包**を 18 時，22 時，X+2 日 7 時に注腸．X+1 日 23 時には 39.7 度になったが，X+2 日 7 時 37.2 度まで解熱し，12 時からは**小柴胡湯**のみで軽快した.

症例34　Comment

大青竜湯（麻黄湯1包＋越婢加朮湯1包）＋小柴胡湯1包で一時解熱したが，そのとき既に顔の紅潮，手の熱感があり，それ以前から**白虎加人参湯証**があったと思われた．大青竜湯の投与後，解熱した状態で**小柴胡湯＋白虎加人参湯**の投与を開始したが，39.7 度まで再熱発した．しかし翌日には解熱し，軽快した．X 日 22 時 40 度の時点で**大青竜湯＋小柴胡湯＋白虎加人参湯**の処方が最善の処方と思われた.

52

A 太陽病の症候がある陽病の場合

A 太陽病の症候がある陽病の場合

4

自汗なく脈が浮, 高熱, 四肢痛, 煩躁があれば

大青竜湯（麻黄湯＋越婢加朮湯）**＋ 小柴胡湯**

→ さらに白虎加人参湯を合方しても熱感がとれなければ

黄連解毒湯を追加せよ

症例 35　3歳男児

10月夜中からの発熱でX日10時に受診した．**発熱40度**，**脈は浮**，**自汗なし**．**麻黄湯1包＋小柴胡湯1包**を3時間毎に2回投与した．午後15時にぐったりして再診．40.1度，入院した．

大青竜湯（麻黄湯1包＋越婢加朮湯1包）**＋小柴胡湯1包**を投与したが，19時**熱感**を認め，**大青竜湯**（麻黄湯1包＋越婢加朮湯1包）**＋小柴胡湯1包＋白虎加人参湯1包**に変更した．22時，自汗はあるが，**脈は浮**，**顔面紅潮**，**紅舌黄苔**を認め，**熱がり**，**大青竜湯**（麻黄湯1包＋越婢加朮湯1包）**＋小柴胡湯1包＋黄連解毒湯1包**を服用して，24時38.5度になり，楽になった．X+1日7時(37.6度)，11時に**同方**を投与して，16時に37度となり，以後は**小柴胡湯1包＋黄連解毒湯1包**を投与して軽快した．

症例 35　Comment

初診から**大青竜湯**（麻黄湯1包＋越婢加朮湯1包）を投与するべきだったと思われる．**石膏剤**を早期に投与すれば，**黄連解毒湯証**まで進まなかったかもしれない．このような高熱でも最適の清熱剤の服用で1日余りで軽快した．**顔面の紅潮感**を確認しなければならなかった．

第Ⅱ部　症例解説

● ここが Point

温病とは短時間で化熱して熱証になった傷寒病である

「温病とは，寒邪に傷られて傷寒として発生するが，極初期の悪寒が時には自覚できずに，直ちに化熱して熱証になった傷寒病である」というのが著者の結論であるが，これまでに挙げた症例の中でそれを支持するのが次の処方群の症例である．

- 桂枝二越婢一湯＋小柴胡湯＋白虎加人参湯　症例6〜9
- 葛根湯＋小柴胡湯加桔梗石膏　症例14〜15
- 葛根湯＋小柴胡湯加桔梗石膏＋白虎加人参湯　症例16〜18
- 葛根湯＋小柴胡湯加桔梗石膏＋白虎加人参湯＋調胃承気湯　症例20
- 麻黄湯＋小柴胡湯＋白虎加人参湯　症例29
- 麻黄湯＋小柴胡湯加桔梗石膏＋白虎加人参湯　症例30

全ての処方は辛温解表剤＋小柴胡湯＋白虎加人参湯で構成されている．即ち**桂枝二越婢一湯＋小柴胡湯**，**葛根湯＋小柴胡湯**，**麻黄湯＋小柴胡湯**で解熱せずに化熱して**白虎加人参湯**を必要とした処方群である．

これらの処方は『傷寒論』の代表的辛温解表剤と清熱剤であり，衛気同病と考えられ，これらの合方処方群が奏功しているのである．即ち衛分証の表寒に対する処方と気分証の処方とを併用して解熱しているのである．山本巌の「外感病の発病初期は，温病も悪風（悪寒）期があり，口渇が出て，悪寒がなくならねば傷寒との区別がつかない」というよりは，「温病は寒邪に傷られて傷寒として発生するが，直ちに化熱して熱証になった傷寒病である」ということを支持する臨床的事実であると著者は考える．

B 太陽病の症候がない陽病の場合

少陽病主体

1

小柴胡湯……56

小柴胡湯＋麻杏甘石湯……58

小柴胡湯＋麻杏甘石湯＋白虎加人参湯……59

小柴胡湯＋白虎加人参湯……60

小柴胡湯＋白虎加人参湯＋黄連解毒湯……63

小柴胡湯＋黄連解毒湯……65

柴陥湯……66

柴陥湯＋麻杏甘石湯……67

柴陥湯＋麻杏甘石湯＋麦門冬湯……68

小柴胡湯＋竹葉石膏湯※……70

※竹葉石膏湯
医療用漢方製剤での便法 ➡ 白虎加人参湯＋麦門冬湯

陽明病主体

2

白虎加人参湯＋黄連解毒湯……73

白虎加人参湯＋黄連解毒湯＋調胃承気湯……74

3 滋陰降火湯（＋麦門冬湯）……75

第Ⅱ部　症例解説

B　太陽病の症候がない陽病の場合

1　脈は中間位，顔色良好ならば

小柴胡湯

症例 36　4 歳女児 [13]

　9 月 X 日昼に外出し，15 時に帰宅したが，その頃から気分不快，元気がなくなって 17 時に受診した．**食欲もなく**，水分も少ししか摂らない．**37.2 度の発熱，寒気が少し**あり，**顔色は良好，脈は中間位**．**小柴胡湯を1包**内服し，5 分もせずに元気になった．その 3 時間後，**同方**を服用し，軽快した．（5 分）

> **症例 36　Comment**
>
> 　発病後数時間で少陽病に進んでいたが，5 分以内に著効した．

症例 37　5 ヵ月乳児

　8 月 X-3 日の午後から発熱し，近医を受診し，坐薬だけをもらった．その後も 39 度台の発熱が持続し，X 日の夕方受診した．**38.5度の発熱，顔色は良好，脈は中間位**．

　18 時 40 分，22 時，X+1 日 3 時，8 時に**小柴胡湯を3/4包**内服し，X 日 22 時には 37.5 度，その後深夜は 37.0 度になり，軽快した．（3 時間）

症例 38　16 歳女性

　9 月 X 日 4 時から**吐き気，頭痛，眼痛**があり，38.3 度の発熱を認めた．9 時 40 分，**37.5度の発熱，顔色は良好**，既に**自汗があり，脈は中間位，口唇は紅潮**していたが，**熱感はない**．

　小柴胡湯2包を内服し，輸液を行なった．1 時間後大分楽になり，36.8 度になり，11 時に**小柴胡湯1包**を追加し，12 時には吐き気も消失し，空腹を感じ，軽快した．（2 時間 30 分）

56

B 太陽病の症候がない陽病の場合

症例38 Comment

　自汗があったためか，発病後5時間で既に少陽病に進んでいた．

Column ❾

小児科の神様と言われた医師

　「昭和40年頃他界されたS医師は『小児科の神様』と言われた医師である．その奥様にカルテを拝見させてもらったことがあった．カルテには薬らしいものといえばスルピリン，エフェドリン，コデインくらいのものであり，一般の感冒処方などは全然使用していないし，注射なども皆無である．発熱患者に対しては，おそらくは母親に対してのムンテラを駆使し，プラセボとして乳糖を使い，ほぼ毎日患者を診察しながら，何かの目安となる症状を患者が出すまでじっと待ち，スルピリンを使うタイミングを狙って，まるで魔法使いのようにたった一服のスルピリンで改善させてある．スルピリンを用いる時は，一服だけの頓用的使い方で，二日も投薬することはまれであり，スルピリンの量は小児にしてはかなり大量で，大人量に匹敵している．うかつにタイミングを誤って投与することによって，単に熱だけが下がり，生体の機能を乱している『余剰の気』がそのまま存在するが故に，肺炎などに進展するおそれがある．こうしたことからS医師は，解熱鎮痛剤の使い方に神業的な技術を持っていたのであろうとも想像できる．

　S医師のように，戦前の抗生物質のない時代を過ごした小児科医は，安直に解熱剤を投与することが出来なかったのであろう」[18]．

　S医師はおそらく太陽病を過ぎて，少陽病に入ってからスルピリンを投与したのではないだろうか．

第Ⅱ部　症例解説

B　太陽病の症候がない陽病の場合

1　脈は中間位, 顔色良好, 喘鳴や咳込みがあれば

小柴胡湯＋麻杏甘石湯

症例39　3歳女児[13]

8月 X-2 日 40 度の発熱があり，X 日 38 度台の発熱が持続し受診した．**38.8度の発熱**，**脈は中間位**，やや弱，**湿性ラ音**があり，SpO₂:**95%**，WBC 12550/μl，CRP 3.6mg/dl と高値を示し，XP で**ウイルス性肺炎**を認めた．**小柴胡湯1包＋麻杏甘石湯1包**を服用した．20 分後ラ音軽微になり，咳も軽減し，SpO₂:98% に改善した．3 時間毎に**同方**投与し，5 時間後には 37.1 度に解熱した．(5 時間)

症例40　2歳女児[13]

5月 X-2 日より喘鳴があり，外来治療を受けていたが，X 日朝から**39.2度の発熱**があり受診した．**脈は中間位**，喘鳴があり，SpO₂:**94%**．

12 時から 3 時間毎に 4 回，**小柴胡湯1包＋麻杏甘石湯1包**を服用した．14 時 30 分 37.0 度になり，喘鳴も軽快し，SpO₂:96% に改善，X+1 日には 98% まで軽快した．(2 時間 30 分)

症例41　5歳男児[13]

1 週間前から**39 度近くの発熱**と**咳嗽**が持続し，3 ヵ所の小児科医院を受診したが，改善しないため 10 月 X 日来院した．**脈は中間位**，血液検査，胸部レ線でも異常なし．

小柴胡湯1包＋麻杏甘石湯1包を 16 時 40 分，19 時，22 時，X+1 日朝に服用した．X 日夕方には 36.7 度になり，その後も発熱はなく，咳も改善した．(2 時間)

B 太陽病の症候がない陽病の場合

B 太陽病の症候がない陽病の場合

1 脈は中間位, 顔色良好, 喘鳴や咳込みがあれば

小柴胡湯 + 麻杏甘石湯

➡ さらに顔面・口唇の紅潮や熱感があれば

白虎加人参湯を追加せよ

症例42 2歳男児 [13]

9月X-2日38.1度の発熱があり, X-1日近医受診し, ジスロマック®を処方されたが, 解熱せず, X日に当科を受診した. **38.6度の発熱, 自汗はなく, 脈は浮, 顔色は良好, 口唇はやや紅潮**していた.

11時, **葛根湯1包+小柴胡湯1包**を3時間毎に4回服用したが, 19時39.4度になった. 夜中自汗があったが, X+1日朝11時37.8度, **脈は中間位, 顔色は良好, 口唇は紅潮**していた. **小柴胡湯1包+白虎加人参湯1包**を3時間毎に服用したが39.4度の発熱が持続し, 21時**顔面・口唇ともに紅潮**し, **ラ音**も聴取し, 胸部レ線で**ウイルス性肺炎像**を認め入院した. SpO_2:**94%**と低下し, **咳も持続**していた. **小柴胡湯1包+白虎加人参湯1包+黄連解毒湯1包**を22時, X+2日2時, 7時に注腸した. しかしX+2日2時40.3度, 13時39.0度で改善せず, **小柴胡湯1包+麻杏甘石湯1包+白虎加人参湯1包**を14時, 17時, 20時に注腸し, 15時38.2度, 17時37.2度と急速に解熱し軽快した. (3時間)

症例42 Comment

初診時は口唇の軽度紅潮感から考慮すると**葛根湯+小柴胡湯加桔梗石膏+白虎加人参湯**が選択されるべき処方だったと考えられる. さらに入院時も肺炎があり, 咳もひどくはなかったが, 持続していたので, **黄連解毒湯**の代わりに**麻杏甘石湯**を選択すべきであった.

59

第Ⅱ部　症例解説

B 太陽病の症候がない陽病の場合

1 脈は中間位，熱感があれば
小柴胡湯 + 白虎加人参湯

症例43　8歳女児[13]

4月 X-1 日から咳嗽があり，X 日 **38.3度の発熱，全身倦怠感，食思不振**を訴え受診した．胸部レ線で**肺炎像**を認め，**自汗は少し，脈は中間位**で，**顔はやや紅潮**していた．

小柴胡湯 1 包 + 白虎加人参湯 1 包を 17 時，19 時，22 時に服用した．19 時には 37.2 度まで下がり，食欲も出てきた．X+1 日朝には解熱し，咳も軽減した．その後は**小柴胡湯**を服用し，軽快した．

症例44　1歳5ヵ月男児[13]

10月 X-4 日から発熱し，他医で処方されるが熱が 39.5 度で持続するため，X 日 18 時に受診した．**38.0度の発熱，脈は中間位**で，**口唇が紅潮**し，2ℓ の水分を摂っていた．

12 時に**小柴胡湯 1 包 + 白虎加人参湯 1 包**を 3 時間毎に 4 回服用し，夜には解熱した．X+1 日咳込みがあり，顔色もやや蒼く，**小青竜湯**に変更し軽快した．

症例45　27歳女性[13]

10月 X-3 日から発熱し，熱が 38.5 度で持続するため X 日受診した．**38.8度の発熱，脈は中間位**で，**体に熱感**があった．

13 時から**小柴胡湯 1 包 + 白虎加人参湯 1 包**を 2 時間毎に 2 回，その後は 3 時間毎に 2 回服用した．13 時服用後から体が少し楽になり，夕方から翌朝まで主に頸の周りに自汗があり，X 日夜には解熱した．X+1 日咳込みがあり，顔色もやや蒼く，**小青竜湯**に変更し，軽快した

症例45　Comment

解熱した後は**白虎加人参湯**を中止しないと，**寒証**に陥ることがある．

60

B 太陽病の症候がない陽病の場合

症例46 2歳女児[13]

5月X日朝から発熱し，受診した．12時**発熱38.8度**，咽頭発赤が強く，**自汗なく，脈は浮**．

葛根湯1包＋小柴胡湯加桔梗石膏1包を3時間毎に4回服用したが，39.7度まで上昇し，X+1日も39.8度であった．**脈は中間位**で，**顔が紅潮**していた．11時，15時，16時，21時に**小柴胡湯加桔梗石膏1包＋白虎加人参湯1包**を服用し，20時には38.3度，X+2日朝には37.2度に解熱した．その後は**小柴胡湯**を服用し，軽快した．

> **症例46 Comment**
>
> この症例は初診時から**葛根湯＋小柴胡湯加桔梗石膏＋白虎加人参湯**の病態だと考えられた．初診時**顔面の紅潮感**を確認しなければならなかった．陽病ではこの確認が重要である．

症例47 1歳2ヵ月男児[13]

8月X-1日の朝から発熱し，午後38度台になっていた．X日朝39.6度になり，**熱性痙攣**を来して受診した．11時**発熱39.6度**，**自汗なく，脈は中間位**．浮脈ではなかったが，**自汗がなく**，発病後1日以内だったので，まず発汗させようとして**葛根湯1包＋小柴胡湯加桔梗石膏1包**を3時間毎に2回服用したが，16時40.1度まで上昇し，脈はやはり中間位，口唇が紅潮しているが顔や眼球結膜の紅潮はないので，**小柴胡湯1包**を17時に注腸した．21時に40.5度になり，**口唇はやや紅潮**，顔に紅潮はなく，自汗はないが**口渇**があり，水分をたくさん摂っていたので，**小柴胡湯1包＋白虎加人参湯1包**を22時，X+1日6時，10時に注腸した．X日24時38.8度，X+1日10時37.3度に解熱した．朝方から自汗し，口渇と口唇の紅潮も軽減した．なお口渇はX-1日の夜からみられたということであった．

> **症例47 Comment**
>
> 症例43〜46には顔の紅潮，体の熱感が診られ，症例47には**口唇**

61

第Ⅱ部　症例解説

の紅潮がわずかに診られたのみであったが，他の症例にはなかった**口渇**が診られた．これが**白虎加人参湯**を合方する根拠になった．この症例は発病後半日もたたずに**小柴胡湯＋白虎加人参湯**の病態になったと思われる．顔や口唇の紅潮が診られず，ただ後で確認したところ，早くから**口渇**が診られていた．**口渇**と**口唇のわずかな紅潮**が**白虎加人参湯**を合方する根拠になった．さらに痙攣を起こすほどの発熱の時の**脈中間位**はすでに表証はないと考えた方がよかった．

Column ⑩

子供のカゼには小柴胡湯

　幼児が夜発熱したときに，母親が残っていた小柴胡湯を飲ませてくることがある．残った漢方薬がもったいないのでとっていたのである．残った麻黄湯などは使えないが，「**顔色が良ければ，小柴胡湯だけは飲ませて良い**」と母親達に話すことがあった．すると翌朝は意外と解熱して，元気になって受診することがある．まさしく山本語録の「小柴胡湯は胃腸障害を起こさない消炎解熱剤であるから，発熱を主症状とするカゼの base の処方として用いられる」[7]の通りだった．

62

B 太陽病の症候がない陽病の場合

B 太陽病の症候がない陽病の場合

1 脈は中間位，熱感があれば

小柴胡湯 + 白虎加人参湯

→ さらにそれでも熱感がとれなければ

黄連解毒湯を追加せよ

症例48 41歳女性[13]

8月X-1日の夜から37.7度の発熱，咽頭痛があり，食事が喉を通らない状態で，X日受診した．**全身倦怠感**があり，**咽頭発赤**を軽度認め，**体温は36.7度**，**自汗はなく，脈は中間位**で，**顔と腕が熱かった**．

16時40分**小柴胡湯加桔梗石膏1包 + 白虎加人参湯1包**を服用し，40分後体全体が熱くなり，軽度の自汗を認めた．**黄連解毒湯1包**を追加し，20分後熱さはとれ，37.3度の発熱があった．**3方**を3時間毎に服用し，X+1日解熱し，熱感は軽度で，食欲と元気は出た．その後は**小柴胡湯加桔梗石膏1包 + 白虎加人参湯1包**を1日4回服用し，X+2日は軽快した．

> **症例48 Comment**
>
> 発熱は微熱程度であったが，**小柴胡湯加桔梗石膏 + 白虎加人参湯**の服用でも熱感が強くなり，**黄連解毒湯**を追加することで著効した．この合方は外感病では最高の熱証に適応するものと考えられる．

症例49 1歳5ヵ月男児[13]

2010年3月X日2時から熱感があり，7時には**発熱39.3度**，12時診察，**40.2度**，扁桃に白苔を認め，WBC9590/μl，CRP1.3mg/dl．**自汗はなく**，水分は少しずつ摂取，**脈は浮沈中間**で緊張は良好，**顔は紅潮**していた．

63

第Ⅱ部　症例解説

　既に少陽病が主たる病期であると考え，**小柴胡湯 l 包 + 白虎加人参湯 l 包**を服用し，さらに 2 時間後に**同方**を服用しても 40.4 度まで上昇し，**眼球結膜充血**や**手掌の紅潮**を認めたので，**小柴胡湯 l/2 包 + 白虎加人参湯 l/2 包 + 黄連解毒湯 l/2 包**を 16 時，18 時，21 時，X+1 日 2 時，7 時，10 時に投与したら，X 日 17 時 20 分 39.7 度，22 時 30 分 38.1 度，X+1 日 7 時が 36.6 度と平熱になった．顔・結膜・手掌の紅潮は改善したので，午後からは**小柴胡湯 l/2 包 + 白虎加人参湯 l/2 包** 1 日 4 回に変更した．しかし，10 時には 37.9 度，16 時は 38.4 度，21 時は 39 度まで再熱発した．しかし X+2 日朝は 37.3 度，夕方には 37 度に解熱した．

症例49　Comment

　このような**顔面の著明な紅潮**を伴った**新型インフルエンザ**を数例経験し，その治療に難渋したので，今後の治療の参考になると思い紹介した次第である．

　小柴胡湯 + 白虎加人参湯でも結膜と手掌の紅潮を認め，この所見が**黄連解毒湯証**と考え，3 方同時に投与して，2 時間以内に解熱し始めた．しかし再度発熱したのは，**小柴胡湯**までも 1 回 1/2 包に減量したためと考えた．やはり少陽病の主薬は**小柴胡湯**で，9.6kg の幼児でも最低 1 回 1 包，1 日 5 回の服用が必要と考えられ，初日は 1 回量が**小柴胡湯 l 包 + 白虎加人参湯 l/2 包 + 黄連解毒湯 l/2 包**が最適だったのだろうと考えた．

B 太陽病の症候がない陽病の場合

B 太陽病の症候がない陽病の場合

脈は中間位，口唇・舌が紅潮し乾燥がなければ

1

小柴胡湯＋黄連解毒湯

症例 50 　32 歳男性

8 月旅行中に熱感を持って発熱し，抗生剤を服用したが改善せず，第 4 病日近医で WBC:10280/μl，CRP:10.0mg/dl で高値を認め，X 日紹介入院した．**脈は中間位**，顔はやや紅潮，**アデノウイルスが陽性**で，**38.5 度の発熱**，**咽頭痛**を認めた．**小柴胡湯 I 包＋黄連解毒湯 I 包**を 18 時，20 時，23 時服用し，24 時（6 時間後）には 37.2 度，X+1 日朝には解熱し，咽頭痛も軽快した．

症例 51 　4 歳男児

8 月 X 日 17 時**発熱 39.6 度**，**脈は浮**，**自汗なし**．**麻黄湯 I 包＋小柴胡湯 I 包**を 3 時間毎に 2 回投与．X+1 日朝 37.5 度，11 時 38.2 度．**口唇やや紅潮で乾燥なし**，**舌黄白色苔**．**小柴胡湯 I 包＋黄連解毒湯 I 包**を服用，4 時間後 36.5 度になり，3 時間毎に**同方** 2 回服用して以後軽快した．

症例 50, 51　Comment

小柴胡湯に**白虎加人参湯**を合方するか**黄連解毒湯**を合方するか，その鑑別が必要である．

黄連解毒湯を選択する目安を以下に記す．

❶太陽病期直後で顔面の紅潮が強い場合は白虎加人参湯より適用が多いかもしれない．

❷アデノウイルスなどの強い病原体の場合．

❸口唇・舌に紅潮が診られるが乾燥がない場合．

❹白虎加人参湯の服用で効果がない場合．

以上の項目については今後詳細な検討が必要である．

65

第Ⅱ部　症例解説

B　太陽病の症候がない陽病の場合

1　脈は中間位，痰の絡んだ咳込み・喘鳴があれば

柴陥湯

症例52　3歳男児

2週前から**咳**があり，治療中だが止まらない，今日から**39度の発熱**がある．WBC17390/μl，CRP0.6mg/dl，マイコプラズマIgM陰性．**脈は中間位**．**柴陥湯3包/日**投与．夜には解熱し，咳も軽快した．

症例53　1歳男児

X-2日から**喘鳴**があり，X日**発熱39.9度**，**ラ音**あり，胸写は両肺野に**気管支肺炎像**あり．**RSウイルス陽性**．**柴陥湯1包**ずつ10時，17時に服用（3倍量）．21時40.2度，しかし咳，ラ音も大分改善する．X+1日7時36.3度に解熱し，咳・ラ音も漸次軽快した．

症例54　生後21日目女児

X-1日から**咳**，**熱感**あり，X日**38.5度の発熱**で受診．肺ラ音はなかった．X+1日再診し，**咳込んで嘔吐し**，**37.6度の発熱**，**ラ音**を認め，**RSウイルス陽性**のため入院した．**柴陥湯1/2包/日**（1.5倍量）を投与し，12時間後にはラ音改善，24時間後には軽微となり，咳も軽快し，X+2日退院できた．

症例52～54　Comment

柴陥湯は**小柴胡湯＋麻杏甘石湯**の咳・喘鳴に比べて，痰が絡んだ咳込みや喘鳴を認める場合に効果が診られる．

B 太陽病の症候がない陽病の場合

B 太陽病の症候がない陽病の場合

1 柴陥湯で咳または熱が改善せず
顔の紅潮がなければ

柴陥湯 + 麻杏甘石湯

症例55 6歳女児

X-5日から**喘息発作**が出現し，X-3日から38度台の発熱が続き紹介入院．X日**38.0度の発熱**，**マイコプラズマIgMが陽性**，21時に**柴陥湯2包**を注腸．X+1日朝7時解熱するが，**咳**が続くため**麻杏甘石湯**を追加し，喘鳴・咳は改善した．

症例56 3歳男児

X-4日から**39〜40度の発熱**が続き紹介入院．X日**咳**が増強し，**ラ音**を認め，胸写は両肺野に**気管支肺炎像**を認めた．**柴陥湯1包**ずつを13時から3回注腸したが，X+1日朝咳はやや軽減するが39度の発熱があり，**麻杏甘石湯1包**ずつ3回追加して，12時間後には37.2度まで解熱し，ラ音も改善した．

症例55, 56　Comment

　柴陥湯のみでは解熱はするが，咳が持続する，あるいは咳は軽減するが熱が持続する場合がある．このような場合に**柴陥湯**に**麻杏甘石湯**を追加すると咳・喘鳴と発熱が軽快する．

第Ⅱ部　症例解説

B　太陽病の症候がない陽病の場合

1 柴陥湯で咳または熱が改善せず，顔の紅潮がなければ
柴陥湯＋麻杏甘石湯

→ さらにそれでも咳あるいは熱が改善しなければ
麦門冬湯を追加せよ

症例57　2歳女児[13]

11月X-4日39.6度の発熱があり，近医受診した．X日**40度台の発熱**が持続し受診した．**痰が絡んだ咳と喘鳴**があり，**顔色に紅潮はなく，脈は中間位でやや弱．湿性ラ音**があり，胸部レ線で**肺炎**を認め，入院した．

7時に40.5度で坐薬を使用し，発熱は37.5，14時，17時，20時に**柴陥湯1包＋麻杏甘石湯1包**を注腸した．22時40.2度，症状の改善なく，顔色はやや蒼白で，喘鳴も持続したので坐薬を使用し，**柴陥湯1包＋麦門冬湯1包**を22時，X+1日2時，12時，16時，21時に注腸した．X+1日喘鳴はほぼ軽快し，ラ音が軽度残った．11時37.3度まで解熱したが，20時30分38.6度になり，22時ラ音は軽快していたが，**麻杏甘石湯1包**を追加注腸した．その後は**柴陥湯1包＋麦門冬湯1/2包＋麻杏甘石湯1/2包**をX+2日4時（39.3度），10時（37.2度），15時（36.8度），20時に注腸した．朝から食欲が出て，ラ音も聞かれなくなり，咳も軽快した．（3方を合方後12時間）

症例57　Comment

柴陥湯＋麻杏甘石湯で解熱せず，また顔色からは**白虎加人参湯**を使用できず，柴陥湯＋麦門冬湯が咳嗽，喘鳴に著効した．しかし解熱は不十分で，柴陥湯1包＋麦門冬湯1/2包＋麻杏甘石湯1/2包の合方で軽快した．

B 太陽病の症候がない陽病の場合

症例 58 4 歳男児 [13]

11 月 X-2 日 38.7 度の発熱があり，X-1 日近医受診し，マクロライド系抗生剤を服用したが，**39 度台の発熱と咳込み**があり，X 日受診した．**痰が絡んだ咳とラ音**があり，**顔色には紅潮はなく**，**脈は中間位**でやや弱だった．発熱は前日の 21 時に坐薬を使用して**37.8度**．

11 時 30 分**柴陥湯1包＋麦門冬湯1/2包＋麻杏甘石湯1/2包**を服用して，1 時間後ラ音も軽減し，17 時には 37.2 度，咳も軽減し，X+1 日には咳も熱も軽快した．(5 時間)

症例 58 Comment

　症例 57 を経験した直後の症例で，顔色に紅潮がなく，**柴陥湯＋麻杏甘石湯＋麦門冬湯**が著効した．

症例 59 5 歳男児 [13]

11 月 X-1 日夜 37.6 度の発熱と咳が出現し，X 日近医を受診し，肺炎で紹介入院した．**38.6度の発熱**，**咳込み**があり，レ線で**肺炎像**を認めた．**顔色に紅潮はなく**，**脈は中間位**．

12 時 15 分**小柴胡湯1包＋麻杏甘石湯1包**を 3 時間毎に服用して，24 時には 37.3 度になり，X+1 日朝は平熱になった．夜間の咳は改善したが，覚醒後の咳は変わらないということで，**小柴胡湯1包＋麦門冬湯3/5包＋麻杏甘石湯3/5包**を 12 時から 3 時間毎に服用し，21 時 37.7 度の発熱が診られたが 24 時には解熱し，X+2 日咳もほとんど軽快した．(12 時間)

症例 59 Comment

　この症例は**喘鳴がなく**，**柴陥湯**を使用せず，**小柴胡湯**を使用した．この症例の教示するところは，**小柴胡湯＋麻杏甘石湯**で改善しなかった覚醒時の咳嗽と再熱発を**麦門冬湯**が改善したことである．**麦門冬湯**の肺の気陰両虚を治す滋陰益気・降気の作用が咳嗽と発熱を改善した．

第Ⅱ部　症例解説

B　太陽病の症候がない陽病の場合

脈は中間位，顔の紅潮がなく肺炎・リンパ節炎等発熱が持続するならば

1　小柴胡湯 ＋ 竹葉石膏湯（白虎加人参湯＋麦門冬湯）

症例60　3歳女児 [13]

11月X-1日夜から発熱し，X日 **40度の発熱**で受診した．坐薬の使用後で **38度の発熱，脈は浮，自汗なし，咳**は以前からあり，胸部レ線て**肺炎**を認め，SpO_2:**95%** で入院した．

21時から3時間毎に**麻黄湯1包＋小柴胡湯1包**を注腸した．X+1日8時37.5度まで解熱したが，10時に39.3度の発熱を認めた．**自汗があったが，脈は中間位，顔の紅潮はなく，小柴胡湯1包＋麻杏甘石湯1包＋麦門冬湯1包**を3時間毎に4回注腸した．18時に40度まで上昇したが，X+2日8時には37.4度に解熱した．しかし15時には39.7度になったので，**小柴胡湯1包＋麻杏甘石湯1包＋白虎加人参湯1包**を3時間毎に3回と翌朝注腸し，X+3日7時37.1度に解熱した．その後11時に39.2度になり，ここで**竹葉石膏湯**として**白虎加人参湯1包＋麦門冬湯1包**を3時間毎に4回注腸し，X+4日8時36.9度に解熱した．その後は**同方**を4時間毎に注腸したが，18時に39.6度になり，**白虎加人参湯1包＋麦門冬湯1包**に**小柴胡湯1包**を追加して，20時からX+5日朝6時まで3回投与して，X+4日22時38.6度，X+5日8時36.8度に解熱し，以後発熱せずに軽快した．

症例60　Comment

入院中顔の紅潮はあまりなく，**小柴胡湯＋麻杏甘石湯＋麦門冬湯**で改善しなかった時点で，**小柴胡湯＋竹葉石膏湯（白虎加人参湯＋麦門冬湯）**に変更すべきであった．さらに**白虎加人参湯＋麦門冬湯**だけでは解熱は不十分で，発熱の再発がみられ，**小柴胡湯**も必要であった．**小柴胡湯＋麻杏甘石湯＋白虎加人参湯**の方が清熱作用は強いはずであるが，**小柴胡**

70

B 太陽病の症候がない陽病の場合

湯＋**麦門冬湯**＋**白虎加人参湯**が著効したことは，より強い傷陰がありそ
れに対する滋陰，それとともに清熱も必要だったといえる．清熱平喘の
麻杏甘石湯ではなく，清熱滋潤の**白虎加人参湯**が必要であった．この症
例は**咳が特にひどく**，そのために胸腹部痛があり，寝られず，鎮静剤を
数回使用した．この咳がひどいことが，**小柴胡湯**＋**麦門冬湯**＋**白虎加人
参湯**を用いる病態の特徴の一つであるかもしれない．

症例 61　　3歳女児 [13]

　症例 60と同じ日に入院した．11月 X-1 日から発熱し，X 日**39.7度の
発熱と咳込み**で受診した．**脈は浮**，**自汗なし**，胸部レ線で**気管支肺炎**を認
め，SpO₂:**95%** で入院した.

　22時から4時間毎に**麻黄湯1包**＋**小柴胡湯1包**を注腸した．X+1日10時38.5
度，**自汗はなく**，脈は中間位，顔の紅潮はなく，**小柴胡湯1包**＋**麻杏甘石湯1
包**＋**麦門冬湯1包**を3時間毎に4回注腸したが，20時に39.8度まで上昇した．
入院後から**自汗がなく**，この時点で脈が浮になっていたので，**大青竜湯（麻黄
湯1包**＋**越婢加朮湯1包）**＋**小柴胡湯1包**を22時，X+2日8時に注腸し，X+2
日7時に37.7度に解熱した．その後は11時から**小柴胡湯1包**＋**麦門冬湯1包**
を3時間毎に4回注腸し，38度前後で経過した．X+3日17時に39.2度まで
再上昇し**脈は中間位**，**竹葉石膏湯**として**白虎加人参湯1包**＋**麦門冬湯1包**を4
回注腸したが全く解熱しなかった．X+4日12時39度になり，**白虎加人参湯1
包**＋**麦門冬湯1包**＋**小柴胡湯1包**を14時から3時間毎に3回とX+5日朝注腸，
X+4日17時に40度になったが，20時38.1度，X+5日8時37.2度になり，以
後咳も軽快した.

症例 61　Comment

　症例 60とほぼ同じ経過であるが，**白虎加人参湯**＋**麦門冬湯**では全く
解熱せず，**白虎加人参湯**＋**麦門冬湯**に**小柴胡湯**を追加して著効した.

　竹葉石膏湯は『臨床応用漢方処方解説』には次のように解説されてい

71

る．「病位よりすれば少陽病より陽明病に及んだもので，大熱が去って余熱が残り，熱が内部にひそんで津液枯燥のものに用いられ，陽証でしかも虚証のものによい．本方は，麦門冬湯の中の大棗を去って竹葉と石膏を加えたものである．また別の意味では白虎湯中の知母のかわりに，竹葉・半夏・麦門冬を加えたものである．主剤は方名のように竹葉と石膏で，竹葉は熱をさまし，煩躁をしずめ，乾きを潤す作用がある．ともに虚熱余熱をさますものである」[19]．

エキス剤では**白虎加人参湯＋麦門冬湯**で代用できる．**竹葉石膏湯**として**白虎加人参湯＋麦門冬湯**の合方を用いたが，**症例 60・61** いずれも**小柴胡湯**と合方して 12 時間から 24 時間で解熱し，著効している．

小柴胡湯＋白虎加人参湯では解熱せずに，**小柴胡湯＋白虎加人参湯＋麦門冬湯**の合方で著効することは，持続輸液をしていながら小児でも熱盛傷津の病態になり，清熱瀉火・滋陰生津の**竹葉石膏湯**（**白虎加人参湯＋麦門冬湯**）を要したということである．しかし顔はあまり熱感を示す兆候はなかった．

この 2 症例は経過が長いので，今後はこのような症例に対して少陽病期の早期に使用して，その適用基準，効果を明確にしていく必要がある．

Column ⑪　無菌性髄膜炎に柴苓湯

20 代の男性．ムンプス性睾丸炎で入院．小柴胡湯などで解熱し，腫大も改善し，退院予定前日に発熱，頭痛，吐き気を来した．柴苓湯（小柴胡湯＋五苓散）を 2 包ずつ午後から 2 時間ごとに 5 回ほど服用したら夜には吐き気，頭痛，熱も軽減し，翌日にはほぼ軽快した．

B 太陽病の症候がない陽病の場合

2 顔の紅潮など化熱症状が顕著で高熱が持続するならば

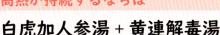

白虎加人参湯 + 黄連解毒湯

症例62 1歳男児

6月前夜**38.5度の発熱**があり X 日受診した．**脈は沈**，**顔色良好**．

小柴胡湯を投与した．再診は X+3 日，**39.8度の発熱**があり，**小柴胡湯1包＋白虎加人参湯1包**を投与し，夜は40.2度の発熱となった．翌日 X+4 日11時 **39.5度の発熱**，**顔はやや紅潮**，アデノウイルス陰性．**白虎加人参湯1包＋黄連解毒湯1/2包**を3時間毎に3回投与し，30分後に38.5度になり，その夜は38度，X+5 日朝には解熱した．

症例63 1歳女児

X-6 日から**40度の発熱**で近医を受診したが，高熱が持続するため X 日当科受診し，入院となった．**顔色は良好**，**脈は沈**，**RSウイルス陽性**だった．

竹葉石膏湯（**麦門冬湯1包＋白虎加人参湯1包**）を11時に投与したが，15時**発熱41度**になり**顔は紅潮**，しかし喘鳴は半減した．そこで**白虎加人参湯1包＋黄連解毒湯1包**を17時，20時，24時に投与し，24時発熱38.6度，X+1日朝には大量に発汗し解熱．その後は**竹葉石膏湯**（同上）に変更し，軽快した．

症例62～65 Comment

少陽病期を過ぎて**陽明病期の症候が主体**になると（温病では気分証），小柴胡湯を構成する寒性薬の柴胡・黄芩以外の生薬，**半夏・人参・大棗・生姜**が温性であり，**柴胡・黄芩・半夏**が燥湿性であるため，小柴胡湯の使用は治療の妨げになると著者は考えている．**症例63**においても**麦門冬湯＋白虎加人参湯**の麦門冬湯が清熱の妨げになり，**症例29**（47頁）のように**白虎加人参湯**で喘鳴は半減したものの高熱になった．だから**白虎加人参湯**に**黄連解毒湯**を合方することで解熱し，喘鳴も軽快したのである．

第Ⅱ部 症例解説

B 太陽病の症候がない陽病の場合

2 顔の紅潮など化熱症状が顕著で高熱が持続するならば
白虎加人参湯 + 黄連解毒湯

→ さらに便秘を認めれば
調胃承気湯を追加せよ

症例64 3歳女児

6月X日**38.5度の発熱**で受診した．脈は浮，自汗なし．

麻黄湯1包＋小柴胡湯1包を15時から3時間毎に3回投与した．X+1日**38.4度**，耳部が紅潮，脈は沈．**小柴胡湯1包＋白虎加人参湯1包**に変方した．X+2日**38.4度の発熱**，顔も耳も紅潮．10時**白虎加人参湯1包＋黄連解毒湯1包**を3時間毎に再度変方した．17時発熱38.2度．**白虎加人参湯1包＋黄連解毒湯1包＋調胃承気湯1包**(1回だけ)を服用して，その夜の21時には解熱した．

症例65 25歳男性

6月，X-1日から39度の発熱がありX日受診した．**39.9度の発熱**，脈は**中間位**，顔は紅潮，熱いと訴えた．15時，**小柴胡湯1包＋白虎加人参湯1包**を服用したが，熱感は改善せず，18時，21時に**小柴胡湯1包＋白虎加人参湯1包＋黄連解毒湯1包**を服用した．その夜は発熱37.8度，X+1日10時**38.3度**，2日間排便ない．**白虎加人参湯1包＋黄連解毒湯1包**，さらに**調胃承気湯1包**(1回のみ)を服用し，30分後に排便し，息切れが改善した．以後3時間毎に**白虎加人参湯1包＋黄連解毒湯1包**を服用して解熱した．

B 太陽病の症候がない陽病の場合

B 太陽病の症候がない陽病の場合

3 白虎加人参湯や麦門冬湯で効果がなく
顔の紅潮や口渇があり発熱が持続するならば

滋陰降火湯（＋麦門冬湯）

症例66 15歳男性 [13]

12月X−1日から38度台の発熱を来し，X日受診した．**熱は36.4度**で，**寒気・頭痛**があり，**自汗はなく，脈は浮**だった．**葛根湯1包＋小柴胡湯1包**を12時から3時間毎に服用し，夜間は38.8度になり，X+1日受診した．頭痛は良くなり，**鼻汁が持続し，熱は37.4度**で，**脈は中間位．小柴胡湯1包**を3時間毎に4回服用し，X+2日は解熱していた．

しかし，X+3日から再発熱し，X+4日受診．**脈は中間位，全身がチクチク**する，**熱感・口渇**もある．**小柴胡湯1包＋麦門冬湯1包＋白虎加人参湯1包**を服用したら，気分が悪くなり，冷えると訴えた．その後は**柴胡桂枝湯1包**を3時間毎に服用したが，**38度台の発熱が持続**した．

X+6日受診時，**発熱37.6度，頭痛・腹痛**あり，ここで**滋陰降火湯1包**を10時から3時間毎に服用し，夕方には37度台になり，以後軽快した．

症例67 9歳女児 [13]

12月X−1日から38度台の発熱を来し，X日受診した．**発熱は37.9度**で，**寒気・頭痛**があり，**自汗があり，脈は浮，顔はやや紅潮**していた．桂枝二越婢一湯＋小柴胡湯＋白虎加人参湯，小柴胡湯＋白虎加人参湯＋麦門冬湯，小柴胡湯＋白虎加人参湯といろいろ処方したが，**38.5度前後の熱が持続**した．

X+5日受診時**37.7度の発熱，頭痛**があり，**脈は中間位，顔はやや紅潮**し，**口渇は特になかった**．ここで**滋陰降火湯1包**を12時，14時に服用して，16時に発熱38.1度になり**体が熱くなった**と訴えた．16時から**滋陰降火湯1包＋白虎加人参湯1包**を2時間毎に3回服用したが，22時発熱37.7度で改善せず，**滋陰降火湯1包＋麦門冬湯1包**を22時，X+6日7時に服用して，7時

75

第Ⅱ部　症例解説

には 36.9 度に解熱し，以後食欲も出て，軽快した．

症例 68　　23 歳女性

1 ヵ月前から**咳**と**頭痛**を認めている．X 日 **37.4 度の発熱**．胸部レ線，血液検査は異常なかった．寒くも熱くもない．**白虎加人参湯 I 包 + 麦門冬湯 I 包**を 17 時から 3 時間毎に服用した．

X+1 日 **37 度の発熱**，昼になると**微熱**が出る．**熱い**という．**咳**も持続．**滋陰降火湯 I 包 + 麦門冬湯 I 包**に変方した．

X+2 日解熱し，咳も消失し，頭痛も減少した．

症例 66〜68　Comment

山本巌は次の症例を報告している[20]．この報告があったので著者はこれらの症例で**滋陰降火湯**を使用することができた．

「49 歳余りの男性，色黒で痩せ型の患者．平素から慢性気管支炎があり，時々急性の再燃を繰り返す．その都度抗生物質を用いて治療をしていた．この度も約 3 ヵ月位前からまた再発して発熱し，咳嗽喀痰がある．主訴は"熱"で，痰は粘稠，黄緑色で切れが悪い．体温は 38.5 度前後，午前中は 37 度前後であるが，午後になると次第に上昇し，苦しくなり，不安と煩躁がある．この状態を毎日繰り返している．悪寒を尋ねたが，体はつねに熱く，悪熱し悪寒も悪風も全くない．発汗はなく，皮膚に触れると乾燥して熱い．口渇があり，冷たい物を好むが煩渇はない．口唇は乾燥していたが，舌は湿りがあった．色は深紅色で質は細くしまっていて，舌苔がなかった．脈は数であった．細でしまりがよい．沈で浮ではなかった．腹は陥凹して軟らかく，腹満も圧痛もない．胸脇苦満もない．小便は量が少なく濃い．大便は量が少なくコロコロして硬い．この患者を前にして私の脳裏を『傷寒論』の条文が走馬灯のように走った．しかし，この患者に対する，証も方も出なかった．勿論陰病ではなく，陽病である．太陽でなく少陽でなし，陽明でなく，壊病なんだろうか．ただ私にわかったことは，①毎日午後きまってくる潮熱のような熱と，②体力の衰えと，③津液が少なく

76

B 太陽病の症候がない陽病の場合

脱水の症状である．それに，不安不眠と煩躁に似た症状である．考えた末，体力の衰えと，脱水と熱を目標に竹葉石膏湯，不眠不安を考えて，竹筎温胆湯加石膏を選んでみた．竹葉や石膏の分量も加減したがいずれも無効に終わったのである．この時私はまだまだ『傷寒論』の勉強が足りないと思った．温病を勉強するに及んで，この熱は，営分・血分の熱で，石膏や知母を使用すべきでなく，犀角や生地黄，玄参，牡丹皮を用いねばならず，方剤とすれば清営湯，犀角地黄湯の類でなければならない．まだ陰を滋して火を降ろす，滋陰降火湯のほうがよかった．……と気が付いたのは数年も後のことであった」．

　ただ，「…この熱は，営分・血分の熱で…」とあるが，**症例66**，**67**，**68**から**気分証の熱**，即ち「**発熱は比較的高く，悪寒がなく，発汗，口渇，紅舌黄苔**」に相当すると著者は考えている．

　また山本巌は次のように述べている[21]．

　「日本には昔，温燥というのはなかったであろう．日本が乾燥するのは，秋に空が澄みはじめ，湿度が次第に少なくなる頃で，よい気候になる．秋分の頃にはまだ雨がよく降る．空っ風が吹くのはむしろ冬になってからである．従ってフェーン現象が現れるのは冬である．そして燥の季節はその期間が短い．涼燥の軽いものはあっても温燥などはない．ところが最近では暖房が強すぎて，加湿しないと温燥をみることがある．しかし，現在の日本人は水肥りで湿の者が多い．従って燥邪による致病は少なく，その程度も軽症である．血燥，傷陰の病態を示すことが少ない．これが日本の漢方に生津，滋陰，養血の治法を行うことが比較的少ない理由ではなかろうか」．

　ところが日本人の体質の変化なのか，環境の変化なのか，最近外感病においては化熱しやすい症例が増加している．2009年の新型インフルエンザ以降，**温燥**をみるようになった．即ち，**白虎加人参湯**，**麦門冬湯**などを必要とする場合が増加していると思われる．特に**症例67**

第Ⅱ部　症例解説

は滋陰降火湯，滋陰降火湯＋白虎加人参湯でも効果がなく，**滋陰降火湯＋麦門冬湯**で直ちに軽快した．**症例 66** は肥満体，**症例 67** は中肉で二人とも陰虚体質ではなかったが（誤治の可能性もあるが），**滋陰降火湯証**を認めた．いつの時点で滋陰降火湯証になったかの判断は難しいが，このような症例の存在を念頭に置かなければならない．山本巌の症例でも同様であるが，この 2 症例も 39 度以上の発熱はなく，38 度前後の熱が持続している．白虎加人参湯や麦門冬湯で改善しない場合は，滋陰降火湯を考慮すべきであった．

　滋陰降火湯の病位は『漢方方意ノート』に「**病位・虚実　肺の燥証**が中心的病態で，陽証である．便秘傾向はあるが燥証によるもので，裏の実証はなく，少陽病に相当する」とある[22]．この観点から**小柴胡湯＋清熱剤**で効果がないとき，早めに滋陰剤として**滋陰降火湯**を投与すべきであろう．**滋陰降火湯**は陽明病期の症候が主体の**白虎加人参湯＋黄連解毒湯**より前位の**少陽病の処方**と捉えた方がよいと考えられる．

Column ⑫

感染すると発熱し
細菌などから身を守る体の仕組み

　2012 年 5 月 9 日の読売新聞電子版によると「感染すると，発熱して細菌などから身を守る体の仕組み」を大阪大学医学系研究科などのグループが突き止め，ネイチャー・コミュニケーションズ電子版に発表した．高熱になると細胞内で水素イオンチャンネルの蛋白質のかけらの合体している部分がほどかれ，水素イオンを放出させて活性酸素をつくらせ，好中球の殺菌能力を高めることができるということである．

　本間行彦（北海道大学名誉教授）の「**かぜのときの発熱はウイルスを不活化するため，かぜウイルス，特にインフルエンザ・ウイルスは，高温に弱く，39 度になると秒単位で不活化します**」を証明する研究と思われる．

B 太陽病の症候がない陽病の場合

Column ⑬

小児上気道炎および関連疾患に対する
抗菌薬使用ガイドライン

　日本外来小児科学会で定められている抗菌薬使用ガイドラインを紹介する．世界でも最高レベルの指針である．

❶感冒：抗菌薬の適応はない．肺炎マイコプラズマや肺炎クラミジア，その他の細菌感染の可能性があっても，感冒の病態にとどまる限り抗菌薬の適応はない．

❷扁桃炎：原因はウイルスであり，溶連菌（10 ～ 20%）の場合を除いて抗菌薬の適用はない．

❸急性中耳炎：3 日以内は発熱があっても原則的には対症療法のみとする．耳漏があっても発熱，疼痛がなければ 7 日間は抗菌薬は投与しない．

❹急性副鼻腔炎：大部分がウイルスであり，膿性鼻汁がみられても 10 ～ 14 日は抗菌薬を投与しない．細菌性副鼻腔炎でも 60 ～ 79% は自然に軽快するので重症感がなければ慎重経過観察する．

❺気管支炎：原因は殆どがウイルスであり，基礎疾患のない患者では抗菌薬を使用しない．肺炎マイコプラズマや肺炎クラミジアは病態が気管支炎にととどまる限り，通常は抗菌薬は不要である．

❻フォーカス不明の発熱：3 歳未満で，39 度以上，WBC15000/μl 以上の場合は血液培養を行い，セフトリアキソンまたはアモキシシリンの投与を行う．

　❼患者のリスク評価を適切に行い，危険度の高い児に限定して抗菌薬を投与することで，抗菌薬の総使用量を減らし，耐性菌の蔓延を阻止することができる．

*

　厳しいガイドラインであるが，アクセスしやすい医療状況の日本において小児科医は努力すべき目標である．

Column ⑭　急性中耳炎

　痛みや発熱などの症状は，通常2日以内で良くなり，鼓膜の充血や腫れも2週間以内におさまる．通常は自然に治ることも多いため，鎮痛剤を飲ませるだけで経過を診て行くこともある．ただ，中耳の滲出液が消えるまでには，この後数週間から数ヵ月ほど要する．

　急性中耳炎と鼓膜切開：抗生物質だけの治療と鼓膜切開も併用した治療を比較した研究では，治療効果や滲出性中耳炎への移行について有意差はない．鼓膜切開は抗生物質による治療でも改善せずに熱が続く重症の中耳炎や合併症が疑われる時に必要になってくる．

Column ⑮　急性中耳炎の治療基準（ガイドライン）

❶基本方針：48～72時間は対症療法のみ．
48～72時間後発熱や耳痛の改善がなければ抗菌薬の投与も考える．経過観察中でも，症状の悪化がみられたときはできるだけ速やかに診察を行う．

❷耳漏があるとき：7日間は抗菌薬を投与せずに外耳道の処置のみを行う．発熱，耳痛を伴う場合は基本方針に従う．

❸耳痛があるとき：鎮痛剤としてアセトアミノフェンの10～15mg/kgの投与とする．

❹熱があるとき：39度以上の発熱や全身状態が重篤の場合は重症細菌感染症を考慮する．

❺抗菌薬の有効性：未使用群と使用群の比較において短期予後や2週間後の症状（耳痛，耳漏）や鼓膜所見の消失において，抗菌薬の有効性は診られなかった．

*

　漢方薬ならば症状，鼓膜所見が早く改善する．

C 陰病の場合

1
真武湯……82
真武湯＋桂枝人参湯……84

2
麻黄附子細辛湯……85

Column ⑯ オセルタミビルの副作用

　3歳の女児が，他院でオセルタミビルを処方され，4日目に咳がひどいということで受診した．熱はなかったが，胸部レ線で右下肺野に肺炎像を認めた．顔色が蒼白で，オセルタミビルを中止し，漢方薬の真武湯を投与して，翌日には元気になった．この症例はオセルタミビルによる体温中枢への解熱作用と，免疫機構の低下によるウイルスの肺での増殖を示唆するものである．

C 陰病の場合

1 脈は沈弱，元気がなければ

真武湯

症例69 5歳男児

5日前に発熱し，西洋医学的治療により3日後に解熱したが，**元気が出なくて，食欲もない．脈は沈弱．真武湯1包**を注腸し，5分後に元気よく動き回るようになった．

症例69 Comment

真武湯は少陰病の重要な薬方である．「少陰の病たる，脈微細，ただ寝んと欲するなり」．20数年前，急性胃腸炎で脱水になり，静脈確保が困難であった乳児が**真武湯**の注腸により約30分で劇的に改善した症例を経験した．今回の症例は「寝んと欲する」ほどではないが，主たる症状が「**元気がでない**」ということであり，このような病態に対して**真武湯**が速効する．

症例70 3歳男児

気管支炎で入院し，解熱したが**1日中よく寝て，食欲がない**．点滴のルートをヒーターで温めたら，10時間後の翌朝から元気も出て，食べるようになった．しかし本調子ではなかった．その日の夜に**真武湯1包**を注腸すると10分後にはすごく元気になった．

症例70 Comment

裏寒を考える一例である．物理的に温めることも重要だが，生物学的に温めた方がその作用はより強力である．

C 陰病の場合

裏寒を考える症例

「その子は一週間以上 38 度以下に熱が下がらず入院中である．風邪をこじらせたのであろうという程度で，病名は不明である．病院では連続して点滴を受けているという．そこで点滴のチューブを暖め，体内に落下する時の温度を 38 度くらいにさせるように指示した．すると次の日の昼頃には元気になり，軽い発汗があり，その夕方には解熱した」[23]．

さらに同様の裏寒の症例記載がある．

「5 歳男児．10 日ほど前に風邪で発熱し，それ以来毎日明け方 3 時頃に 40 度くらいに発熱し，座薬を挿入すると，その後に必ず痙攣発作を起こすという．下熱剤の服用を中止させると，午前 3 時に発熱したが，痙攣発作は起こさなかった．発熱したまましばらくすると，大いなる自然発汗と共に解熱した．午前 3 時という本来ならば生体の活動性が最も低い時間帯に，わざわざ発熱しなければならないということは，発熱させなければ生体の機能を維持することが出来ないという，熱産生の必要性を生体側が有しているということである．さらに，座薬を挿入してから必ず痙攣発作を起こしていることから，筋肉攣急を起こす事によって，身体を温補させようとしたために発作を起こしたと考えられる．東洋医学的には，この症状は下熱剤のつくりだした『裏寒』という医原病であるといっても間違いはないであろう．熱性痙攣も解熱剤の使用後に多いということも『裏寒』という状態を引き起こした結果であろうか」[18]．

第Ⅱ部　症例解説

C 陰病の場合

1 脈は沈弱,元気がなければ
真武湯

→ 真武湯だけであまり効果がなければ
桂枝人参湯を追加せよ

症例71　2歳1ヵ月

　4月X日朝，缶詰のフルーツとヤクルト1本を飲んで登園し，保育園で大量の嘔吐と下痢を認めて，受診した．昨夜は窓を開けて寝ていた．**顔色不良**で，**元気がなく**，体温36.9度．腹部エコーで**小腸に広範囲の軽度肥厚**を認めた．11時，**真武湯1包**を注腸した．しかし水分は150ccしか摂取できず，すぐに入眠した．12時47分37.8度，**桂枝人参湯1包**を追加注腸した．13時2分少し元気が出て，遊ぶようになった．16時**桂枝人参湯1包**と**真武湯1包**を服用し，ミルクを200cc飲んだ．17時機嫌は良いが，体が熱いといって再受診した．38.3度顔色良好で**小柴胡湯1包**を注腸した．20時**小柴胡湯1包**を1回飲んでその後解熱して，元気になった．

症例71　Comment

　外感病の陰病で**元気がない**，**だるい**などの症状の場合はまず**真武湯**を服用する．30分後に判定し，効果がかなりあれば，**真武湯**のみを処方する．余り効果がない場合は**桂枝人参湯**を追加服用する．それでも効果が少なくて，**寒気がある**ときは，**附子末0.5ｇ**を追加する．この症例のように，**普段が寒証でなく，一時的に陰病になったときは散寒剤ですぐに陽病に変遷する**ことがあるので，その旨を患者に伝えることが必要である．中止する必要がある．

C 陰病の場合

C 陰病の場合

2

脈は沈弱，
元気が出ないというより，とにかく寒がれば

麻黄附子細辛湯

症例 72　50代女性（10年以上前の症例）

前夜ビールを多めに飲んで，翌朝「**寒い，寒い**」と訴えた．体温は36度台．**麻黄附子細辛湯 1 包**を服用し，10分後には寒さはとれ，**38度台の発熱**を認めた．1時間後，**脈は浮**，**葛根湯 1 包**を3回服用して軽快した．

症例 72　Comment

症例71と同様に普段が寒証でなく，一時的に陰病になったときは散寒剤ですぐに陽病に変遷することがあるので，温かくなったら，脈を取り直す必要がある．

Column ⑱

冷中症

数年前の土曜日，中学生が朝10時半に「熱中症」ということで受診した．部活動をしていて，教員が3人で連れてきた．診察時，顔色はやや不良．「水はどのくらい飲んだ」と問うと「約500cc」と．朝から1時間半ぐらいで飲んでいた．しかも氷水であった．「冷中症」である．

なぜ冷たい水ではだめなのか．「ある横綱が虫垂炎の手術後（麻酔・手術で腹が冷えていた）に，冷たいサイダー1本をラッパ飲みした直後に，『美味かった』と言い遺して倒れ，すぐに息を引き取ったという．『心臓に寒が到達すれば死ぬ』．胃腸は体のエンジン，それを冷やし過ぎたのでエンストしたのだ」[24]．胃透視でも冷たいバリウムを飲むと胃の動きがぴたりと止まる．

第Ⅱ部　症例解説

D 胃腸型のカゼ（急性胃腸炎）の場合

1 黄芩湯（＋芍薬甘草湯）……86

Column ⑲

ノロウイルス集団感染に黄芩湯

　老健でのノロウイルス集団感染（70～90歳）で**黄芩湯**1包のみで軽快した症例が麻生飯塚病院漢方診療科より報告されている[25]．しかも15～30分で軽快することが多く，O-157感染症にも効果があるという．

　黄芩は胃腸の裏熱をさまして，下痢を治す．しかし**顔色不良**の場合は**真武湯**が必要なことがある．

　五苓散は**嘔吐下痢症**によく使用される．吐くが口渇があり，また飲む．下痢もする．顔色は良好で，ぐったりはしていない．腹痛はない．

　黄芩湯は下痢，吐き気，腹痛が主症状である．

D 胃腸型のカゼ（急性胃腸炎）の場合

D 胃腸型のカゼ（急性胃腸炎）の場合

腹痛，下痢，嘔吐があれば

1

黄芩湯

症例73　12歳女性

受診前夜38.9度の発熱があったが，受診当日は解熱した．しかし朝から**腹痛**，**嘔吐**，**気分不快**があり，近医を受診した．回盲部の圧痛，白血球9300/μl，CRP6.7mg/dlで紹介入院した．回盲部に圧痛あり，腹部エコーで軽度**腸間膜リンパ節炎**を認め，虫垂炎は一部しか描出できなかったが正常範囲であった．19時**黄芩湯1包**を服用し，21時腹痛はなく，圧痛も全くみられなかった．

症例74　11歳女性

当日の夕方からの腹痛でX日受診，嘔吐，下痢，発熱はなかった．点滴等で軽快せず，入院．X+1日39.3度の発熱，**腹痛**+，腹部エコーで**小腸に大量の腸液**と10mm大に**腫大したリンパ節**を認めた．10時に**黄芩湯1包**を服用し，16時38.4度，18時37.1度になり夕食は食べられた．

症例73，74　Comment

黄芩湯も30分で効果の診られることが多い．**黄芩湯1包**を服用して，吐き気が改善しても腹痛が持続する場合は**芍薬甘草湯**を追加する．これで腹痛は30分で軽快する．**黄芩湯**にも**芍薬**が含まれているが，強い腹痛時には**芍薬甘草湯**が必要である．

処方索引

【エ】

越婢加朮湯……**21**
　桂枝湯合—……(桂枝二越婢一湯)
　13, 16, 27, 30, 33
　麻黄湯合—……(大青竜湯)13, 16,
　49, 51, 52, 53

【オ】

黄芩湯……**24**, (胃腸型カゼ)15, **20**, (症
例解説)**86**, (ノロウイルス集団感
染)87
　—合芍薬甘草湯……(胃腸型カゼ)
　15, **20**, (症例解説)86
黄連解毒湯……**22**, (温病)15, (紅潮・熱
感)**16**, (白虎加人参湯との比較)**19**
　小柴胡湯合—……(高熱)8, (少陽
　病)**18**, (症例解説)53, **65**
　小柴胡湯合白虎加人参湯合—……
　(症例解説)59, **63**, 74
　大青竜湯合小柴胡湯合—……(症
　例解説)**53**
　白虎加人参湯合—……(陽明病)**18**,
　(症例解説)**73**, (滋陰降火湯)78
　白虎加人参湯合—合調胃承気湯…
　…(症例解説)**74**

【カ】

葛根湯……**21**, (症例解説)85
　—加石膏……(白虎加人参湯)39
　—合小柴胡湯……(小柴胡湯)8,
　(太陽病)13, **16**, (症例解説)**34**,
　59, 75, (column)37
　—合小柴胡湯加桔梗石膏……(症
　例解説)**36**, 41, 61, (column)37,
　(化熱)54
　—合小柴胡湯加桔梗石膏合白虎加
　人参湯……(症例解説)**38**, 59, 61,

(化熱)54
　—合小柴胡湯加桔梗石膏合白虎加
　人参湯合調胃承気湯……(症例
　解説)**41**, (化熱)54
　—合白虎加人参湯……(小児発熱)
　39
葛根湯加桔梗石膏……(葛根湯合白虎
　加人参湯)39
　—合小柴胡湯……(小柴胡湯)8

【キ】

銀翹散……(葛根湯合小柴胡湯加桔梗
　石膏)10, 36
　—合小柴胡湯……(小柴胡湯)8

【ケ】

桂姜棗草黄辛附湯……(陰病)**20**
桂枝湯……**21**, (桂皮末)29, (頻回服用)50
　—合越婢加朮湯……(桂枝二越婢一
　湯)13, 16, 27, 30, 33
　—合小柴胡湯……(小柴胡湯)8
　—合麻黄湯……(桂枝二麻黄一湯)29
桂枝二越婢一湯……**21**, (選択理由)17
　—合小柴胡湯……(太陽病)13, **16**,
　(症例解説)**27**, 28, 30, 31, 32, 45, 51
　—合小柴胡湯合白虎加人参湯……
　(症例解説)**30**, 75, (化熱)54
　—合小柴胡湯合麻杏甘石湯……(症
　例解説)29
　—合麻杏甘石湯……(症例解説)**33**
桂枝二麻黄一湯……(桂枝二越婢一湯)
　17, (桂皮末)29
桂枝人参湯……**23**, (陰病)15, **20**
　—合真武湯……(陰病)**20**, (症例解
　説)**84**
　—合真武湯加附子末……(症例解
　説)84
　—合麻黄附子細辛湯……(陰病)**20**
桂枝麻黄各半湯……(桂枝二越婢一湯)17

―― ショウサイコトウカキキョウセッコウ

【コ】

五苓散……**24**,（胃腸型カゼ）15, **20**,（嘔
　吐下痢症）87

【サ】

犀角地黄湯……（山本巌）77
柴葛解肌湯……（併病論）10,（桂枝二越
　婢一湯合小柴胡湯）27,（中田敬吾）36
柴陥湯……**23**,（SARS）9,（少陽病）**18**,
　（症例解説）**66**
　　―合麻杏甘石湯……（症例解説）**67**
　　―合麻杏甘石湯合麦門冬湯……（症
　　例解説）**68**
柴胡桂枝湯……（症例解説）43, 75
柴胡麻黄湯……（山本巌）44
柴苓湯……（無菌性髄膜炎）72

【シ】

滋陰降火湯……**23**,（温病）15,（陽明病）
　18,（化熱病態）**19**,（症例解説）**75**,
　（山本巌）76
　　―合麦門冬湯……（陽明病）**18**,（症
　　例解説）**75**, 76
　　―合白虎加人参湯……（症例解説）
　　75
梔子豉湯……（SARS）9
芍薬甘草湯……**24**
　黄芩湯合―……（胃腸型カゼ）15, **20**,
　　（症例解説）86
小陥胸湯
　小柴胡湯合―……（高熱）8,（少陽病）
　　18
小柴胡湯……**22**,（達原飲）3,（山本巌）7,
　（少陽病）**18**,（陽明病期）**19**,（症例
　解説）28, 30, 31, 32, 37, 38, 41, 43,
　45, 49, 52, **56**, 60, 61, 73, 75, 84,（子
　どものカゼ）62
　葛根湯合―……（小柴胡湯）8,（太
　　陽病）13, **16**,（症例解説）**34**, 59, 75,
　　（column）37
　葛根湯加桔梗石膏合―……（小柴
　　胡湯）8
　銀翹散合―……（小柴胡湯）8

桂枝湯合―……（小柴胡湯）8
桂枝二越婢一湯合―……（太陽病）
　13, **16**,（症例解説）**27**, 28, 30, 31,
　32, 45, 51
桂枝二越婢一湯合―合白虎加人参湯
　……（症例解説）**30**, 75,（化熱）54
桂枝二越婢一湯合―合麻杏甘石湯
　……（症例解説）29
大青竜湯合―……（太陽病）13, **16**,
　（症例解説）**49**, 71
大青竜湯合―合黄連解毒湯……（症
　例解説）**53**
大青竜湯合―合白虎加人参湯……
　（症例解説）**51**, 53
麻黄湯合―……（小柴胡湯）8,（太陽
　病）13, **16**,（症例解説）**43**, 51, 52, 70,
　71, 74
麻黄湯合―合白虎加人参湯……（症
　例解説）**47**, 49,（化熱）54
　―合黄連解毒湯……（高熱）8,（少陽
　病）**18**,（症例解説）53, **65**
　―合小陥胸湯……（高熱）8,（少陽病）
　　18
　―合大承気湯……（高熱）8
　―合竹葉石膏湯……（症例解説）**70**
　―合調胃承気湯……（少陽病）**18**
　―合麦門冬湯合白虎加人参湯……
　　（症例解説）**70**, 75
　―合合白虎加人参湯……（高熱）8,（少
　　陽病）**18**, **19**,（症例解説）30, 31, 59,
　　60, 64, 73, 74, 75,（山本巌）39
　―合白虎加人参湯合黄連解毒湯…
　　…（症例解説）59, **63**, 74
　―合麻杏甘石湯……（少陽病）**18**,
　　（症例解説）29, 31, 33, 45, 47, 51,
　　58,（柴陥湯との比較）66
　―合麻杏甘石湯合麦門冬湯……（症
　　例解説）**69**, 70, 71
　―合麻杏甘石湯合白虎加人参湯…
　　…（症例解説）**59**, 70
　―合涼膈散……（高熱）8
小柴胡湯加桔梗石膏……**22**,（症例解説）
　49
　葛根湯合―……（症例解説）**36**, 41,
　　61,（column）37,（化熱）54
　葛根湯合―合白虎加人参湯……（症
　　例解説）**38**, 59, 61,（化熱）54

89

ショウセイリュウトウ——

葛根湯合—合白虎加人参湯合調胃承気湯……(症例解説)**41**,(化熱)54
麻黄湯合—……(症例解説)49
麻黄湯合—合白虎加人参湯……(症例解説)**48**,(化熱)54
—合白虎加人参湯……(症例解説)61,63
—合白虎加人参湯合黄連解毒湯……(症例解説)63

小青竜湯……(症例解説)60
真武湯……**24**,(陰病)15,(オセルタミビル)81,(症例解説)**82**,(ノロウイルス感染症)87
桂枝人参湯合—……(陰病)20,(症例解説)**84**
—合桂枝人参湯加附子末……(症例解説)**84**
人参湯合—……(陰病)**20**

【セ】

清営湯……(山本巌)77

【タ】

達原飲……(小柴胡湯)3
大陥胸湯……(SARS)9
大柴胡湯……(SARS)9
大承気湯
　小柴胡湯合—……(高熱)8
大青竜湯……**21**,(SARS)9,(麻黄湯との鑑別)49
—合小柴胡湯……(太陽病)13,**16**,(症例解説)**49**,71
—合小柴胡湯合黄連解毒湯……(症例解説)**53**
—合小柴胡湯合白虎加人参湯……(症例解説)**51**,53

【チ】

竹筎温胆湯加石膏……(山本巌)77
竹葉石膏湯……**23**,**71**,(SARS)9,(肺炎)39,(症例解説)73,(山本巌)77
小柴胡湯合—……(症例解説)70
調胃承気湯……**22**,(便秘)**16**
葛根湯合小柴胡湯加桔梗石膏合白虎加人参湯合—……(症例解説)**41**,(化熱)54
小柴胡湯合—……(少陽病)**18**
白虎加人参湯合—……(陽明病)**18**
白虎加人参湯合黄連解毒湯合—……(症例解説)**74**

【ニ】

人参湯……**23**,(陰病)15
—合真武湯……(陰病)**20**

【ハ】

麦門冬湯……**23**,(温病)15,(化熱病態)**19**,(温燥)77
柴陥湯合麻杏甘石湯—……(症例解説)**68**
滋陰降火湯合—……(陽明病)**18**,(症例解説)**75**,76
小柴胡湯合—合白虎加人参湯……(症例解説)**70**,75
小柴胡湯合麻杏甘石湯合—……(症例解説)**69**,70,71
白虎加人参湯合—……(竹葉石膏湯)18,23,70,71,72,73,76

【ヒ】

白虎加人参湯……**22**,(温病)15,(紅潮・熱感)**16**,(黄連解毒湯との比較)**19**,(岩崎勲)39,(温燥)77
—合黄連解毒湯……(陽明病)**18**,(症例解説)**73**,(滋陰降火湯)78
—合黄連解毒湯合調胃承気湯……(症例解説)**74**
—合調胃承気湯……(陽明病)**18**
—合麦門冬湯……(竹葉石膏湯)18,23,70,71,72,73,76
桂枝二越婢一湯合小柴胡湯合—……(症例解説)**30**,75,(化熱)54
葛根湯合小柴胡湯加桔梗石膏合—……(症例解説)**38**,59,61,(化熱)54
葛根湯合小柴胡湯加桔梗石膏合—合調胃承気湯……(症例解説)**41**,(化熱)54
葛根湯合—……(小児発熱)39

———リョウカクサン

小柴胡湯合—……(高熱)8,(少陽病)**18**,**19**,(症例解説)30,31,59,**60**,64,73,74,75,(山本巌)39

小柴胡湯合—合黄連解毒湯……(症例解説)59,**63**,74

小柴胡湯合麦門冬湯合—……(症例解説)**70**,75

小柴胡湯合麻杏甘石湯合—……(症例解説)**59**,70

小柴胡湯加桔梗石膏合—……(症例解説)61,63

小柴胡湯加桔梗石膏合—合黄連解毒湯……(症例解説)63

大青竜湯合小柴胡湯合—……(症例解説)**51**,53

麻黄湯合小柴胡湯合—……(症例解説)**47**,49,(化熱)54

麻黄湯合小柴胡湯合加桔梗石膏合—……(症例解説)**48**,(化熱)54

白虎湯……(SARS)9

【フ】

茯苓四逆湯……(陰病)**20**

【マ】

麻杏甘石湯……**22**,(SARS)9,(咳嗽・喘鳴)**16**

桂枝二越婢一湯合—……(症例解説)**33**

桂枝二越婢一湯合小柴胡湯合—……(症例解説)29

柴陥湯合—……(症例解説)67

柴陥湯合—合麦門冬湯……(症例解説)**68**

小柴胡湯合—……(少陽病)**18**,(症例解説)29,31,33,45,47,51,**58**,(柴陥湯との比較)66

小柴胡湯合—合麦門冬湯……(症例解説)**69**,**70**,71

小柴胡湯合—合白虎加人参湯……(症例解説)**59**,70

麻黄湯……**21**,(SARS)9,(無汗)17,(大青竜湯との鑑別)49

—合越婢加朮湯……(大青竜湯)13,16,49,51,52,53

—合小柴胡湯……(小柴胡湯)8,(太陽病)13,**16**,(症例解説)**43**,51,52,70,71,74

—合小柴胡湯合白虎加人参湯……(症例解説)**47**,49,(化熱)54

—合小柴胡湯加桔梗石膏……(症例解説)49

—合小柴胡湯加桔梗石膏合白虎加人参湯……(症例解説)**48**,(化熱)54

桂枝湯合—……(桂枝二麻黄一湯)29

麻黄附子細辛湯……**24**,(陰病)15,**20**,(症例解説)**85**

桂枝人参湯合—……(陰病)**20**

【リ】

涼膈散

小柴胡湯合—……(高熱)8

91

欧文——

病名・症候索引

【欧文】

O-157 感染症……(黄芩湯)87
RS ウイルス感染症……(症例解説)45, 66, 73
SARS……(星野惠津夫)8

【ア】

アデノウイルス感染症……(症例解説)30, 65

【イ】

意識障害……(血分証)5
インフルエンザ……(小柴胡湯)8, (オセルタミビル)32, (柴葛解肌湯)36, (症例解説)37, 46
　新型――……(化熱)7, (増量頻回投与)13, (症例解説)28, 64, 77
咽乾……(少陽病)5
咽痛・咽頭痛……(診察所見)14, (自験例)29, (症例解説)36, 38, 41, 48, 49, 65
咽頭発赤……(症例解説)28, 30, 38, 39, 41, 43, 51, 61, 63

【ウ】

温病……**5**

【エ】

営分証……**5**
衛分証……**5**

【オ】

往来寒熱……(少陽病)5
嘔吐……(太陰病, 厥陰病)5, (胃腸型カゼ)**20**, (症例解説)38, 43, 86

嘔吐下痢症……(五苓散)87
悪寒……(太陽病, 衛分証)5, **16**, (診察所見)12, 14, (症例解説)43, 52
悪心嘔吐……(少陽病)5
悪熱……(陽明病)5

【カ】

咳嗽……(衛分証)5, (麻杏甘石湯)**16**, **18**, (柴陥湯)**18**, (症例解説)28, 30, 33, 58, 59, 66, 67, 68, 69, 70, 71, 76, (オセルタミビル)81
　痰の絡んだ――……(症例解説)66, 68, 69
肩凝り……(症例解説)38
眼球結膜紅潮……(症例解説)49
眼球結膜充血……(症例解説)64
眼痛……(症例解説)56
関節痛……(太陽病)5, (診察所見)14, (症例解説)32
陥没呼吸……(症例解説)47
顔面紅潮……(白虎加人参湯, 黄連解毒湯)**16**, **18**, (滋陰降火湯)**18**, (症例解説)30, 31, 32, 38, 39, 41, 47, 48, 49, 50, 51, 52, 53, 59, 60, 61, 63, 65, 73, 74, 75, (白虎加人参湯)40

【キ】

気管支粘膜炎症性浮腫……(桂枝二越婢一湯)17
気管支肺炎……(症例解説)66, 67, 71
気分証……**5**
気分不快・気分が悪い……(症例解説)34, 86
急性胃腸炎……(真武湯)82, (黄芩湯)86
胸脇苦満……(少陽病)5
胸痛……(症例解説)38
虚脱……(厥陰病)5
筋肉痛……(太陽病)5
クラミジア感染……(ガイドライン)79

――ノロウイルス

【ケ】

痙攣発作……(裏寒)83
厥陰病……**5**, (外感病の虚実)11
血分証……**5**
下痢……(胃腸型カゼ)**20**, (黄芩湯)87
元気がない……(少陰病)5, (桂枝人参湯)
　20, (症例解説)82, 84
倦怠感……(症例解説)34, 38, 49, 60

【コ】

口渇……(陽明病, 気分証)5, (診察所見)
　14, (滋陰降火湯)**18**, (白虎加人参湯)
　40, (症例解説)61, 75
　軽度の――……(衛分証)5
口苦……(少陽病)5
口唇紅潮……(白虎加人参湯, 黄連解毒
　湯)16, (症例解説)30, 38, 41, 47, 48,
　59, 60, 61, 65, (白虎加人参湯)40
紅舌・黄苔……(気分証)5, (症例解説)53
紅斑……(営分証)5
項痛……(太陽病)5

【サ】

寒い, 寒気……(麻黄附子細辛湯)**20**, (症
　例解説)75, 84, 85

【シ】

自汗……**17**, (診察所見)12, (太陽病)**16**,
　(症例解説)27, 28, 29, 30, 31, 32, 33, 45,
　46, 51, 56, 60, 75
四肢痛……(太陽病)**16**, (症例解説)43, 47,
　48, 49, 51, 53
耳部紅潮……(症例解説)74
手掌紅潮……(症例解説)64
出血……(血分証)5
少陰病……**5**, (外感病の虚実)11
少陽病……**5**, (外感病の虚実)11
傷寒病……**5**
食欲不振……(少陽病, 厥陰病)5, (少陽病)
　43, (症例解説)56, 60, 63, 82
ショック……(厥陰病)5
深絳舌……(営分証, 血分証)5

【ス】

身体痛……(症例解説)43, 48

頭痛……(太陽病)5, (症例解説)28, 32, 34,
　37, 38, 43, 48, 75, (柴苓湯)72

【セ】

全身倦怠感……(診察所見)12
全身チクチク感……(症例解説)75
喘鳴……(麻杏甘石湯)**16**, **18**, (症例解
　説)29, 30, 33, 44, 45, 47, 58, 67, 73
　痰の絡んだ――……(症例解説)66, 68

【タ】

太陰病……**5**, (外感病の虚実)11
太陽病……**5**, (外感病の虚実)11, (処方)
　16
多呼吸……(症例解説)29, 31
だるい……(症例解説)34, 48, 84

【チ】

チアノーゼ……(症例解説)52
中耳炎……(症例解説)36, 38, 41
　急性――……(column)80
腸管拡張……(症例解説)42
腸間膜リンパ節炎……(症例解説)86
腸チフス……(温病)4

【テ】

手足の冷え……(少陰病)5

【ネ】

熱感……(診察所見)12, 14, (白虎加人参
　湯, 黄連解毒湯)**16**, **18**, (症例解説)
　30, 32, 36, 38, 41, 47, 48, 49, 51, 52, 53,
　59, 60, 63, 74, 75
熱性痙攣……(症例解説)61, (裏寒)83

【ノ】

ノロウイルス感染症……(黄芩湯)87

病名・症候索引

【ハ】

肺炎……(竹葉石膏湯)**18**, 39, (症例解説)45, 51, 58, 59, 60, 68, 69, 70, (ガイドライン)79, (オセルタミビル)81
吐き気……(症例解説)34, 43, 56, (柴苓湯)72, (黄芩湯)86
発汗……(陽明病)5
煩躁……(太陽病)**16**, (症例解説)49, 51, 53

【ヒ】

鼻閉……(症例解説)38

【フ】

腹痛……(太陰病)5, (胃腸型カゼ)**20**, (症例解説)43, 75, 86, (黄芩湯)87
腹満……(陽明病, 太陰病)5

【ヘ】

ヘルパンギーナ……(症例解説)27, 36
便秘……(陽明病)5, (診察所見)12, 14, (調胃承気湯)**16**, **18**, (症例解説)41, 74

【ホ】

発疹……(営分証)5

【マ】

マイコプラズマ感染……(症例解説)41, 67, (ガイドライン)79
麻疹……(白虎加人参湯)39

【ミ】

脈数……(気分証)5

【ム】

脈中間位……(診察所見)12, (少陽病)**18**, (症例解説)29, 34, 56, 58, 60, 61, 63, 65, 66, 68, 69, 71, 74, 75
脈沈……(診察所見)12, 14, (症例解説)73, 82, 84, 85
脈微細……(少陰病)5
脈浮……**17**, (太陽病, 衛分証)5, **16**, (診察所見)12, 14, (症例解説)30, 31, 32, 33, 34, 36, 37, 38, 39, 41, 43, 44, 45, 46, 47, 48, 49, 51, 52, 53, 59, 61, 65, 70, 71, 74, 75, 85

【ム】

無汗(自汗なし)……**17**, (太陽病)**16**, (症例解説)34, 36, 37, 38, 39, 41, 43, 44, 45, 46, 47, 48, 49, 51, 52, 53, 59, 61, 63, 65, 70, 71, 74, 75
無菌性髄膜炎……(柴苓湯)72

【メ】

めまい……(少陽病)5

【ヨ】

陽明病……**5**, (外感病の虚実)11

【リ】

裏寒……(症例解説)82, (column)83
リンパ節炎……(竹葉石膏湯)**18**, (症例解説)70

【レ】

冷中症……(column)85

～引用参考文献～

1) 山本巌. 東医雑録(1). 燎原書店, 東京 1980. 131-143.
2) 星野惠津夫. "SRAS"は「傷寒」である!. 漢方の臨床 2003;50:1271-1290.
3) 山本巌他. 漢方処方の臨床応用 3. ジャパンマーケッティングサービス, 東京 1986. 169-226.
4) 松本克彦. 今日の漢方診療指針. メディカルユーコン, 京都 1999.58.
5) 山本巌他:漢方処方の臨床応用 2. ジャパンマーケッティングサービス, 東京 1986.67-120.
6) 坂東正造. 病名漢方治療の実際. メディカルユーコン, 京都 2002.141-147.
7) 板澤正明. 柴葛解肌湯について—三陽の併病の合法的治療. 漢方の臨床 2000; 47:1729-1739.
8) 立花秀俊. インフルエンザに対する漢方薬増量頻回投与の治療経験. 漢方の臨床 2008;55:105-115.
9) 立花秀俊:インフルエンザに対する漢方薬増量頻回投与について. 漢方の最新治療 2010;19:97-103.
10) 藤平健, 中村健介. 傷寒論演習. 緑書房, 東京 1997.94-95.
11) 坂東正造, 福冨稔明. 山本巌の臨床漢方. メディカルユーコン, 京都 2010.
12) 福冨稔明, 山方勇次. 漢方 123 処方臨床解説. メディカルユーコン, 京都 2016.
13) 立花秀俊, 足立晃子. 山本漢方医学に基づく新外感病論(1)～(3). 漢方の臨床 2011;58:1085-1099, 1303-1314, 1549-1559
14) 鶴田光敏. 山本巌の漢方療法. 増補改訂版. メディカルユーコン, 京都 2012. 161-177.
15) 坂東正造. 漢方療法 44 の鉄則. メディカルユーコン, 京都 2006.27-45.
16) 中田敬吾. 漢方治療指針. 緑書房, 東京 1999.78-81.
17) 岩崎勲. 合病についてⅦ. 漢方の臨床 2000;47:589-595.
18) 山崎由佳里他. 気の排出と発汗 その 1 解熱. 漢方の臨床 2002;49:1358-1363.
19) 矢数道明. 臨床応用漢方処方解説. 増補改訂版. 創元社, 大阪 1981.420-423
20) 山本巌. 東医雑録(1). 燎原書店, 東京 1980.158-162.
21) 山本巌. 東医雑録(2). 燎原書店, 東京 1981.349-365.
22) 千葉古方漢方研究会. 漢方方意ノート. 丸善, 東京 1993.230.
23) 山崎由佳里他. 気の排出と発汗 その 2 裏寒. 漢方の臨床 2002;49:1489-1494.
24) 伊藤康雄. 金城大学における薬剤師向け講演録.
25) 犬塚央. 高齢者施設で多発した嘔吐下痢症に対する黄芩湯の使用経験. 日本東洋医学雑誌 2009;60:8-11.

あとがき

　冒頭の序文にも記したが，「脈の浮沈」「自汗の有無」「化熱症状」「便秘の有無」「顔色」を総合的に把握すれば，高熱疾患でもなんとか再現性をもって対処することができると考えている．

　しかしながら本書で紹介した種々の合方方剤と 20 余りの漢方処方以外にも，傷寒・温病診療において是非必要とされる処方があるかもしれない．この点を含め，本書の内容について読者諸先生方には忌憚なくご意見，ご教示いただけたら幸いである．今後さらに完成度を高めたいと考えている．

　最後に本書を上梓するに至った経緯について触れておきたい．その契機は突然訪れた．それはかねてより著者の投稿論文に興味を抱き，出版の機が熟すのを窺っていたというメディカルユーコンの垣本克則社長からの京都漢方研究会での特別講演依頼の打診から始まった．そして同研究会の中田敬吾会長，松田久司理事長から正式にご依頼をいただき，2019 年 4 月京都薬科大学で開催される京都漢方研究会の公開特別講演会において，本書の内容をテーマに講演をお引き受けすることとなり，その講義録を基礎に加筆・編集し本書の上梓が実現した次第である．著者の原稿および投稿論文を基にメディカルユーコン垣本克則社長が細部まで丁寧に編集され，著者の想像を越えたわかりやすい構成に仕上げられた．ここに敬意を表し，そのご尽力に深く御礼を申し上げる．

2019 年 秋

著者　立花 秀俊

著者紹介

立花 秀俊　たちばな・ひでとし

1970 年　大分県日田高校卒業
1976 年　山口大学医学部卒業，小児科入局
1978 年　鳥取大学脳神経小児科留学
1985 年　山口大学学位，誘発脳波についての研究
1986 年　大分岡病院小児科
2015 年　大分リハビリテーション病院　漢方内科・小児科

日本小児科学会専門医
日本東洋医学会専門医

【連絡先】e-mail＝h_tatibana@keiwakai.oita.jp

山本巌流漢方による
傷寒・温病診療マニュアル

2019 年 10 月 1 日　第 1 刷発行

著　　者　立花 秀俊
発 行 人　垣本 克則
発 行 所　株式会社 メディカルユーコン
　　　　　〒 606-8225 京都市左京区田中門前町 87 番地
　　　　　電話 (075) 706-7336　Fax (075) 706-7344
　　　　　Web サイト＝ https://www.yukon.co.jp/
　　　　　e-mail＝ info@yukon.co.jp

ⓒ Hidetoshi Tachibana,2019. Printed and Bound in Japan
無断転載・複写を禁じします.
装丁／臼井 基夫(creative works Scene inc.)
印刷・製本／亜細亜印刷株式会社
落丁本・乱丁本はお取替えいたします. ISBN978-4-901767-36-1

メディカルユーコン出版案内　Webサイト☞「メディカルユーコン」で検索

たった1冊の本でもいい……それが読者の心に灯火をともすことができるなら

山本巌の臨床漢方（上下巻）坂東正造/福冨稔明 編著

▶"漢方がこれほどまでに効くとは思わなかった"と言わしめる山本巌流漢方．治療効果に拘り続けた臨床家としての山本巌の経験知に経験談（山本語録）を織り交ぜて体系的に編集した好評書．
A5判上製函入・上巻836頁／下巻904頁，セット本体価格20,000円+税

きちんと治せる漢方を最短コースで学ぶための 山本巌流漢方入門
－基本病態と基本方剤と生薬　新井吉秀 著

▶山本巌流漢方の「扇の要」を学ぶための格好の入門書．A5判・184頁・カラー，本体価格3,500円+税

病名漢方治療の実際－山本巌の漢方医学と構造主義　坂東正造 著

▶山本巌氏は外来での日々の漢方薬試飲で患者の自覚症状改善度70%を基準に効果を確かめたという．山本巌流漢方の臨床の実際を一冊にマニュアル化した好評書．A5判・560頁，本体価格6,476円+税

漢方123処方臨床解説－師・山本巌の訓え　福冨稔明 著/山方勇次 編

▶師の訓えに自らの臨床経験を重ね，漢方方剤の適応症状よりも適応病態に主軸を置いた臨床的処方解説．構成生薬の意味と正確な適応病態の理解に役立つ好評書．A5判・408頁，本体価格3,600円+税

漢方治療44の鉄則－山本巌先生に学ぶ病態と薬物の対応　坂東正造 編著

▶漢方治療では病態と漢方薬物・薬能の対応に精通することが的確な処方運用を可能にする．鋭い効果を得る上で重要な用薬の鉄則を44にまとめた好評書．A5判・392頁，本体価格3,000円+税

山本巌の漢方療法《増補改訂版》鶴田光敏 著

▶山本巌氏とその門弟との質疑応答の対談により，臨床に照らした日本の漢方の歴史にはじまり，今後の漢方の在り方，そして山本巌流漢方の本質を探る．A5判・328頁，本体価格3,000円+税

漢方内科学－各分野の専門医が示す漢方治療の適応と役割

▶水野修一，並木隆雄，巽浩一郎，伊藤 隆，三谷和男，室賀一宏，筑田孝司，今田屋 章，丸山哲弘，杵渕 彰，小林裕美，村田高明，以上の各氏12名による分担執筆．A5判・2色刷・944頁，本体価格10,000円+税

皮膚科ジェネラリスト漢方　橋本喜夫 著

▶皮膚科疾患を診る上で，最先端の西洋医学をもってしても患者のQOLの改善や症状の寛解を得られない場合にどのように漢方エキス製剤を用いればよいのか．A5判・症例カラー368頁，本体価格3,800円+税

漢方眼科診療35年－眼疾患に漢方は効く　山本昇吾 著

▶漢方眼科の第一人者による本邦初の漢方眼科専門書．漢方治療による全身状態の改善は眼疾患の改善・予防・進行遅延に確実に有効である．A5判・520頁，本体価格4,600円+税

古典に生きるエキス漢方方剤学　小山誠次 著

▶漢方方剤の本質を追究するべく膨大な数の重要古典・近代文献を縦横に引用，成立過程から歴代の臨床経験知まで，漢方方剤を語る上での必備図書である．A5判上製函入・1304頁，本体価格10,000円+税

藤本蓮風 経穴解説《増補改訂新装版》藤本蓮風 著

▶50年に及ぶ臨床実践．異才の鍼灸家・藤本蓮風氏の経穴解説．経穴のもつ多面性・効能とその応用，奥深くも普遍性のある刺鍼技術を学べる好評書．B5変型判・532頁，本体価格3,800円+税

舌診アトラス手帳　松本克彦／寇華勝 共著

▶舌診の臨床的意義がよく分かるロングセラー．寒熱，水，血の変化に伴う舌診所見の変化を鮮明なカラー写真で図解．A5判・56頁・カラー，本体価格3,619円+税

東方栄養新書－体質別の食生活実践マニュアル　梁晨千鶴 著

▶日常の食材200品目をとりあげ，寒，熱，潤，燥，昇，降など食材のもつ東洋医学的性質を定義し，体質と食材との相性を根幹に，食材の効能を多角的に紹介する．B5変形判・2色刷・440頁，2,000円+税